Univ. Prof. Dr. Raimund Jakesz

Das spirituelle Momentum

BACOPA VERLAG

Alle Rechte, insbesondere die des Nachdrucks, der Übersetzung, des Vortrags, der Radio- und Fernsehsendung und der Verfilmung sowie jeder Art der fotomechanischen Wiedergabe, der Telefonübertragung und der Speicherung in Datenverarbeitungsanlagen und Verwendung in Computerprogrammen, auch auszugsweise, vorbehalten.

© 2018, BACOPA VERLAG
4521 Schiedlberg/Austria
Telefon: +43(0)7251-22235
E-Mail: office@bacopa.at, verlag@bacopa.at
www.bacopa.at

gedruckt in der EU

ISBN 9783903071575
2. Auflage 2019

Univ. Prof. Dr. Raimund Jakesz

DAS SPIRITUELLE MOMENTUM

BACOPA VERLAG

INHALT

Danksagung 8
Einleitung 11

Möglichkeiten 15
Entscheidungen 19
Aufmerksamkeit 22
   Meditation 1 — Schaffung eines Raumes 25
Energetischer Raum – Energetisches Feld 28
Raum der Erleuchtung 30
Raum des Segens 31
   Meditation 2 — Segen 33
Massenbewusstsein 36
   Meditation 3 — Innere Schönheit 40
Energie 43
   Meditation 4 — Energie, Lebenskraft in den Chakren 46
Das wahre Selbst 53
Fassaden – Masken 57
   Meditation 5 —
   Fassaden, Masken, alte Verträge und Schwüre 63
Blockaden 66
Neutralisieren 69
Verleugnen 70
Langeweile 71

Sucht	72
Meditation 6 — Abhängigkeit und Sucht	73
Abhängigkeit	76
Meditation 7 — Kundalini	77
Aggression	83
Schuld	86
Eifersucht	87
Betrug	88
Schatten	91
Die Sicht des eigenen Selbst	93
Das Gesetz des Karmas	96
Polarität – Licht und Schatten	99
Männliches und weibliches Prinzip	101
Meditation 8 — Synchronisation	105
Das Dritte Auge	107
Opfer – Täter	109
Selbstbeobachtung – Körper	116
Reinkarnation – Prägung	121
Vom Wesen der Krankheit	126
Epigenetik	127
Zugang zur eigenen genetischen Schablone	131
Die Matrix	134
Das Höhere Selbst	136
Meditation 9 — Höheres Selbst	138
Das Resonanzprinzip	142
Der Körper als Spiegel	145
Meditation 10 — Spüren, wo Energien im Körper festgehalten werden	156
Meisterschaft	167

Physische Gesundheit 170
Wahrnehmen 172
Absicht 174
Gedanken 176
Mentale Grundhaltungen 179
Der freie Wille 182
Gefühle 184
Emotionen als innere Botschaft 189
Spiegelfunktion 193
Die Beobachtung der Seele 195
   Meditation 11 — Seele 198

Meditationsverzeichnis 200
Abbildungsverzeichnis 201
Über den Autor 203

DANKSAGUNG

Ich bedanke mich bei meinen Familien, Freunden und Weggefährten für ihre liebevolle Begleitung. Ich sage Dank meinen Patientinnen und Patienten, dass sie ihr Vertrauen nicht nur zur Operation in mich gesetzt haben, sondern dass sie mir auch Einblick in ihre Seele gewährt haben. Ich bedanke mich bei Karoline Liebhart für die exzellente Betreuung des Manuskripts sowie bei Gabi Odehnal und Hansi Daucher für die wundervolle und professionelle Betreuung meiner Seminare. Ich sage Dank der wundervollen Betreuung durch den Bacopa-Verlag, den Inhabern Mag. Walter Fehlinger und Regina Fehlinger sowie Verena Schagerl für die grafische Gestaltung und Anja Holtzheimer für die redaktionelle Betreuung.

EINLEITUNG

Das vorliegende Buch basiert auf meiner jahrzehntelangen Erfahrung als praktisch tätiger Chirurg, auf den vielen Gesprächen, die ich in erster Linie mit Patientinnen, die an Brustkrebs erkrankt waren, geführt habe, auf den vielen Sitzungen, die ich mit Patientinnen und Patienten abgehalten habe, und die mir oft einen sehr tiefen Einblick in den Gemütszustand und den Seelenzustand dieser Menschen ermöglicht haben. Die Not vieler Menschen, die physisch erkrankt sind, ist groß. Es besteht tiefe Notwendigkeit der Erkenntnis: Was hat mich zu dem gemacht, wie ich gerade bin? Was hat mich in diese Krankheit geführt? Warum konnte ich mich vor dem Ausbruch der Erkrankung nicht wehren? Und wie gehe ich mit diesem Erlebnis so um, dass es zu einer wichtigen Erkenntnis meines Lebens führt?

Dieses Buch basiert auf meinen praktischen Erfahrungen. Es ist keine theoretisch-philosophische Abhandlung, die auf der Erfahrung anderer beruht, es vergleicht nicht verschiedene philosophische oder religiöse Konzepte miteinander und stellt daher auch keine Beziehung mit diesen dar, sondern es spiegelt die jahrzehntelange Erfahrung eines chirurgisch tätigen Arztes wider, der seine spirituellen Erkenntnisse in der praktischen Auseinandersetzung mit Patientinnen und Patienten gewonnen hat und nun in diesem Buch darlegt.

Spiritualität heißt für mich in diesem Zusammenhang, den Sinn, die Ursache und die Wirkung im eigenen Leben und im Leben anderer zu erkennen, die großen Zusammenhänge, das Hineinhorchen in unsere Weisheit, gegeben durch unsere innere Stimme, das Schöpfen von Erkenntnis im meditativen Zustand, wie auch immer dieser von verschiedenen Menschen unterschiedlich erkannt und erlebt wird. Ja, es geht um Erkenntnis, die uns zwar in Form von Gedanken und Gefühlen bewusst wird, es geht jedoch noch um viel mehr, nämlich um die tiefe Verbindung mit unserem wahren Wesen, mit unserem eigenen Selbst, dass wir empfinden, wer wir tatsächlich sind, welches Potenzial in uns ruht und welche eigene Essenz durch uns tatsächlich gelebt werden soll.

Dieses Buch ist in verschiedene mir wichtige Themen gegliedert, die dem Leser einen weiten Horizont von Selbstbeobachtung und Selbsterfahrung erlauben. So wird in jedem dieser Kapitel eine Reihe von Fragen gestellt, die der Leser aufgerufen ist, für sich selbst zu beantworten. Diese Fragen sind jeweils fett gedruckt aus dem Text herausgehoben. Mögliche Antworten werden kursiv gegeben, und sind eben nur mögliche Antworten, und sollen individuell für sich selbst authentisch beantwortet werden. Stellen wir nämlich in unserem Leben keine Fragen, so werden wir auch keine Antworten aus unserem Inneren bekommen und werden für die Lösung oft brennender Lebensprobleme eine lange Zeit benötigen.

Das Buch enthält eine Reihe von Abbildungen, wie ich sie häufig bei meinen Seminaren verwende. Dem Inhalt dieser Abbildungen sollte sich der Leser meditativ nähern. Darunter verstehe ich, dass jeder Punkt für sich mit offenen Augen gelesen wird, danach jedoch so verinnerlicht wird, dass eine Auseinandersetzung mit dem Inhalt in sich selbst sehr authentisch möglich wird. Das vorliegende Manuskript könnte also auch als Lehr- und Lernbuch verstanden sein, in dem viele verschiedene Punkte bewusst geöffnet werden. Die Auseinandersetzung und die Bedeutung sollte jedoch individuell und authentisch jeder für sich selbst treffen.

Weiters sind in diesem Buch insgesamt 11 Themen meditativ aufgearbeitet und sollen ebenso meditativ auch erlebt werden. Die Energie der Meditation soll unser Bewusstsein beruhigen, es jedoch alert bleiben lassen. Die Aktivität der äußeren Sinne wird schrittweise reduziert, sodass die inneren Sinne entsprechende Aufmerksamkeit bekommen können, und so das Fühlen des Meditationsthemas im Vordergrund steht.

Der Inhalt des vorliegenden Buches ist weder von einer religiösen noch von einer philosophischen Richtung geprägt, basiert jedoch auf der christlichen Ethik. Auf die völlige Freiheit des Autors von Parteien und Vereinen sei der Vollständigkeit halber hingewiesen.

Das vorliegende Buch soll zur Freude und zum Vertrauen zu sich selbst führen. Es soll Möglichkeiten aufzeigen, mit einer eigenen Erkrankung entsprechend umzugehen, ohne daran zu zerbrechen, oder helfen das eigene Wesen innerlich so zu gestalten, dass das Auftreten einer Krankheit verhindert wird. Niemals sollte ein solches Buch Anlass dafür sein, notwendige schulmedizinische diagnostische oder therapeutische Schritte zu vernachlässigen. Eine Ergänzung solcher Maßnahmen in der tiefen Auseinandersetzung mit dem eigenen Selbst zur Beantwortung der Fragen: «Welche geistigen Überlegungen können für mich sinnvoll und heilsam sein? Was kann ich und was soll ich für mich selbst tun? Wie finde ich meine Lebensaufgabe und meinen Seelenauftrag?» scheint in einer Zeit, in der Technik und Medikamente in ihrer Bedeutung überhand nehmen, angebracht.

Ein Hinweis vorab: Zur Vereinfachung und leichteren Lesbarkeit wird auf die gleichzeitige Verwendung männlicher und weiblicher Sprachformen verzichtet. Sämtliche Personenbezeichnungen gelten gleichermaßen für beiderlei Geschlecht.

Überlegen wir einmal: «Wie leben wir? Wie entsteht unser Leben? Wie läuft es Tag für Tag ab, vom Inhalt her, von der Konzeption? Welchen Einfluss kann ich auf mein Leben nehmen? Bin ich eigenbestimmt? Glaube ich an mich? Glaube ich, dass ich mein Leben in meinen Händen und meinem Herzen gestalten kann? Frei?». Schauen wir einmal hinter unsere eigenen Kulissen und beginnen wir die entscheidenden Dinge unseres Lebens konzentriert in ihrer Bedeutung wahrzunehmen, unser Potenzial zu erkennen und uns selbst, unsere Fähigkeiten und die Entwicklung unserer Autonomie in den Mittelpunkt unseres Lebens zu stellen.

MÖGLICHKEITEN

Unser Leben ist eine Aneinanderreihung von Möglichkeiten, von Fragen an uns. Die Möglichkeiten können wir erkennen, die Fragen müssen wir uns stellen, um uns selbst Antworten geben zu können. Wenn wir dies nicht tun, läuft das Leben an uns vorbei. Wir entscheiden dann oft nur, wenn es gar nicht mehr anders geht, dann, wenn wir im Schmerz oder in der Angst sind und wenn wir praktisch zum Handeln gezwungen werden. Den Impuls zur eigenen Entscheidung gibt oft eine Krankheit, ein psychisches Trauma, oder ein schmerzhaftes Ereignis. Dabei spiegelt all das doch nur unser eigenes Selbst und will uns etwas lehren. Schmerzhafte Erlebnisse können zu einschneidenden Lebensveränderungen führen. Jeder Änderung geht eine Entscheidung voraus. Nur durch Krisen werden wir zu Änderung angeregt. Bei vielen Gelegenheiten werden wir gelebt, wo wir eigentlich selbst leben sollten, in unserer ganzen Fülle, in all den Möglichkeiten: Tatsächlich sind wir jedoch dann oft geprägt und getrieben von Emotion, Instinkt und eigener Geschichte, nehmen die Möglichkeit nicht wahr und entscheiden nicht frei, neutral und aus dem Herzen.

Halten wir doch das Steuerrad unseres Lebens selbst in unseren Händen! Die Möglichkeiten, die unser Leben bietet, sind so mannigfaltig und kontinuierlich. Wir sind andauernd aufgerufen das, was wir erleben, was sich in unserem Leben auftut, als Möglichkeit wahrzunehmen und zu fragen: «**Was tue ich jetzt damit? Was bedeutet dies? Was will es mir sagen?**». Legen wir uns doch fest und sagen wir: «*Ja, ich will die Chancen meines Lebens* *erkennen. Ich will wahrnehmen, dass ich eigenkreativ und eigenverantwortlich bin.*» Das betrifft nicht nur so gravierende Entscheidungen wie «Wie setze ich mich mit der Krankheit auseinander? Was bedeutet es: Wenn ein Wasserrohrbruch entsteht? Wenn mein Haus zu brennen beginnt? Wenn ich meinen Job verliere? Wie kann ich eine Beziehung retten, die auseinanderzubrechen droht?» Solch dramatische Fragen stellt das Leben nicht so häufig, sondern es sind viele Fragen nach der Grundhaltung unseres Seins, die wir selbst beantworten müssen. Lassen wir die im Folgenden dargelegten inneren Reaktionen auf Möglichkeiten im Erkennen des eigenen Seins auf uns selbst wirken. (Abb.1)

- ▶ Sich auf offene, ehrliche Art und Weise sich selbst gegenüber verhalten.
- ▶ In allen Aspekten das eigene Verhalten ändern, wo sie nicht dem wahren Sein entsprechen.
- ▶ Den Kontakt und die Kommunikation mit sich selbst auf eine neue Ebene, in die Klarheit, in die Aufrichtigkeit bringen.
- ▶ Etwas zu erkennen, zu denken, zu fühlen, was wir uns im Moment zuvor noch nicht erlaubt haben.
- ▶ Im Augenblick sein und bleiben, ihn zu ehren, achten und nehmen, so wie er ist.
- ▶ Mit Freude und Mut in die Zukunft zu sehen.
- ▶ Innere Reaktionen auf Möglichkeiten: Beobachten wir uns, horchen wir in uns hinein.

Abbildung 1: **Innere Reaktionen auf Möglichkeiten:**
Das Leben bietet sie uns an, wir bieten sie uns selbst an.

Wir sollen das Verhalten, das wir uns selbst gegenüber an den Tag legen, in offener und ehrlicher Weise wahrnehmen. «**Wie verhalte ich mich mir gegenüber? Bin ich zu mir eben offen und ehrlich? Überfordere ich mich? Spreche ich mit mir und mit meinem Körper in der Weise, dass ich Antworten auf meine offenen Fragen mir gegenüber erhalte?**» Wenn wir dies tun, dann kommen wir uns selbst näher. Wir lernen uns und unsere Reaktionsmuster kennen, wir trachten danach, uns selbst das Maß an Aufmerksamkeit zu schenken, das wir benötigen, um schließlich unseren wahren Kern zu ergründen. Um aus den Mustern und Prägungen herauszusteigen und wahrzunehmen, wie wir tatsächlich sind und wie unser tatsächlicher Kern ist.

Wir müssen mit uns selbst auskommen. Wir müssen mit uns selbst leben und dürfen nicht dem Verlangen nachgeben, vor uns selbst zu flüchten: in die Lebenslüge, in den Alkohol, in Drogen, in die Verzweiflung. Lernen wir, in der Kommunikation mit uns selbst klar und aufrichtig zu sein und uns liebevoll in unsere eigene Wirklichkeit zu bringen, die uns Antworten auf unser Verhalten gibt, die uns Antworten darauf gibt, wie wir uns mit uns selbst und mit anderen auseinandersetzen. Dadurch kann in uns selbst Entwicklung entstehen. Wir werden uns erlauben, unsere Grenzen hinauszuschieben, und uns selbst Entwicklung erlauben, die notwendig ist, um im Lebensfluss zu bleiben. Solche Reaktionen können immer nur im Augenblick erfolgen, indem wir uns auf den Augenblick konzentrieren, den Augenblick achten und ehren und uns eben in jedem Augenblick fragen: «**Augenblick, was willst Du mir sagen?**» Sind wir im Augenblick, so können wir unsere gesamte Energie auf den Augenblick konzentrieren und hier zu Lösungen kommen, die uns auch ermöglichen, mit Freude und Mut in die Zukunft zu sehen. Sehen wir hin, was uns das Leben bietet. Beobachten wir es, fragen wir uns, warum wir es erleben, und gehen wir unsere Schritte mutig und voll Vertrauen.

Es geht hier also um unser Bewusstsein, um den Fokus unserer Aufmerksamkeit: «Sind wir alert? **Sind wir aufmerksam und beobachten uns und unser Leben liebevoll, aber genau?**» Die Beobachtungsgabe zu nützen, ist ein Geschenk, das wir unserem Leben machen sollten. Wenn wir uns beobachten, nehmen wir wahr, und wenn wir wahrnehmen, so erkennen wir: «*Jeder Augenblick ist eine kostbare, eine sich auftuende Gelegenheit, eine Chance für mich.*» Wenn wir Möglichkeiten und Gelegenheiten als solche wahrnehmen, was sie sind, nämlich Information, dann fordert das von uns natürlich Entscheidungen. Für manches brauchen wir Jahrzehnte, um zu entscheiden, für manches nur einen Augenblick. Wenn wir nicht entscheiden, so ist die Möglichkeit, die sich auftut, vielleicht vorbei – und nicht entscheiden ist eben auch eine Entscheidung. Mit einiger Wahrscheinlichkeit kommt sie – vielleicht in anderer Form – wieder. Es wiederholt sich vieles in unserem Leben. Etwas, was große Bedeutung besitzt und was wir nicht entschieden haben, kommt mit größerem Druck und größerer Penetranz in unser Leben zurück und stößt uns an: «**Was ist?**» «*Tu etwas, entscheide!*», um aus der Blockade wieder in den Fluss zu kommen und das Momentum nicht zu verlieren. Wie wir nun zu dieser Entscheidung kommen, ist ganz wesentlich abhängig von unserem Sein, und bestimmt natürlich auch das Wesen der Tür, die durch jede Entscheidung geöffnet wird. Die Tür kann in den schmerzhaften Abgrund einer Erfahrung führen oder in die freudvolle Erfüllung. Was sich durch eine Entscheidung für uns öffnet, ist oft unvorhersehbar und gehört zur Mystik unseres Lebens. Entscheidungen drehen das Lebensrad, sie eröffnen ganz neue Perspektiven. Passivität erzeugt Stagnation, Verharren in alten Mustern und Themen und führt zu Blockaden. Nur wenn wir uns innerlich bewegen, bleiben wir im Lebensfluss.

ENTSCHEIDUNGEN

Die Art der Entscheidung ist von uns selbst abhängig, von unserer Grundhaltung, von dem, was und wie wir in diesem Augenblick sind. Das heißt: in der Art, ob und wie wir entscheiden, erkennen wir uns selbst und lernen uns selbst kennen. Aus der Haltung der Schwäche entscheiden, wird als Konsequenz schwache Entscheidungen hervorbringen, anders als aus einer Haltung der Stärke. Wenn wir die Art der Entscheidungen und uns selbst beobachten, manche Entscheidung auch kritisch hinterfragen: «**Warum entscheide ich so und nicht anders? Was ist mein Antrieb, mein Impuls? Was hält mich ab meinem Herzen zu folgen? Habe ich meine Seele gefragt?**» dann haben wir im nächsten Augenblick oft die Möglichkeit, die Entscheidung zu revidieren, auszugleichen und neutral zu betrachten.

Ein Beispiel dazu: Wenn wir ein Kind schlagen, können wir die Konsequenz dieser Entscheidung im nächsten Augenblick relativieren, indem wir zum Beispiel zu dem Kind sagen: «*Eigentlich hatte ich in diesem Moment Angst um Dich. Ich bin erschrocken und habe deshalb zugeschlagen. Verzeih mir.*» Wenn wir dies aus reinem Herzen tun, wird uns das Kind vergeben und die Energie des Schlages an uns zurückgeben. Dies wieder gibt uns die Möglichkeit, in rechter Art und Weise mit dieser Erfahrung an uns selbst umzugehen, indem wir uns fragen: «**Wie konnte ich mich vergessen? Warum wurde ich zornig? Was will ich an mir ändern, dass sich solches Verhalten nicht mehr wiederholt?**». So ist nichts festgeschrieben und unveränderbar, sondern in uns aufklärbar und heilbar. Das ist die große Chance unseres Lebens, ein großes

Privileg unserer Schöpfung: die Wiedergutmachung. Wir können alles im nächsten Augenblick ändern, wenn wir dies wollen, zumindest im Gedanken – und so – um bei dem Beispiel zu bleiben – dem Kind die Lösung aus der Schlagenergie zu ermöglichen, und uns selbst zu erlauben, uns die Tat zu vergeben und zu heilen. Die energetische Heilung gelingt in solchen Situationen oft augenblicklich. Manches, was den Körper betrifft, dauert in der Umsetzung länger, weil der Körper der am langsamsten schwingende Teil in uns ist und erst verzögert reagieren kann. (vgl. Abb. 14)

Wir tun uns mit dem Entscheiden schwerer, wenn wir im Widerstand sind, in der Trennung, der Begrenzung: «*Ich will eigentlich an meinem Leben gar nichts ändern, und glaube auch gar nichts mehr ändern zu können – was geschehen ist, ist geschehen. Ich lasse die Dinge ruhen. Es ist alles in Ordnung. Ich will mich gar nicht weiterentwickeln. Ich will es in meinem Leben gar nicht schön haben. Ich habe mich so an meine Trauer gewöhnt. Ich habe Angst vor jeder Veränderung. Es soll alles so bleiben, wie es ist.*» Solches sprechen wir jedoch oft nicht aus, sondern leben nur noch diesen Grundsatz, ohne dass uns bewusst ist, welche Konsequenzen eine solche Haltung besitzt. Die Konsequenz ist nämlich, dass wir im Erlebten bleiben und so Heilung in uns selbst nicht geschehen lassen. Auch das ist Momentum – jedoch Momentum der Stagnation.

Wir werden diese Muster später noch im Detail besprechen. Die Funktionsweise des Gehirns kann in dieser Beziehung besonders dramatische Konsequenzen für unser Leben haben. Das Gehirn gewöhnt sich auch an belastende Aspekte, es erzeugt gewisse energetische Bahnungen und lässt uns wissen: «*Mit der Trauer kommen wir doch ganz gut zurecht. Behalten wir sie doch. Selbstverleugnung und Flucht lebe ich schon mein ganzes Leben. Jetzt will ich mich nicht mehr ändern.*» Jedoch: Unser Herz mag nicht trauern, der Geist will sich entwickeln, der Körper will sich wohlfühlen, das Verhaltensmuster ist jedoch gebahnt, und schüttet Botenstoffe der Angst, der Sorge und der Trauer aus, und es tritt Gewöhnung ein. Dieser Mechanismus ist wissenschaftlich noch schlecht untersucht. Wir sprechen immer nur von den Glückshormonen, den Endorphinen. Doch dürfte es auch andere Substanzen geben, die für uns schmerzhafte Emotionen unterhalten, so lange, bis Gewöhnung eintritt. Wir sollten uns bewusst sein, dass wir diesen Regelkreis der Gewöhnung an Emotionen nur mit unserer Intention in vollem Fokus durchbrechen können, und dem Gehirn sagen: «*Gib endlich Ruhe. Lass mich diese Trauer bearbeiten, damit ich sie loswerden kann. Lass mich die Trauer mit Freude ausgleichen. Ich will die Angst loswerden. Ich möchte die Belastungen verlieren, mich aus ihnen lösen.*»

Hat sich die Emotion bereits physisch an bestimmten Organen manifestiert, und treten körperliche Symptome auf, so können diese oft auf die emotionale Auslösung zurückgeführt, und so in aktiver innerer Bewegung geheilt werden. So sind Emotionen oft Muster, die uns daran hindern können, die Möglichkeiten, die sich in unserem Leben zeigen, zu erkennen und Entscheidungen zu treffen (Abb. 32, Seite 190). Wenn wir emotional reagieren, können wir die Möglichkeiten, die Chancen oft nicht wahrnehmen und adäquat nützen, sondern reagieren nur mehr in Form eines Reflexes und entscheiden nicht bewusst. Wenn wir jedoch durch die Emotion möglichst entspannt gehen, und das eigene Selbst wieder in Ruhe und Klarheit erkennen können, dann kann die Emotion sehr wohl als Möglichkeit und Information betrachtet werden, und wir können fragen: «**Was will mir denn diese Emotion sagen? Warum fühle ich mich zornig, enttäuscht, eifersüchtig, gekränkt oder gedemütigt? Ist nicht all das ein Spiegel, der mir mein inneres Sein zeigen will und deren Ursache geheilt werden kann und will?**» Es sollte uns bewusst sein, dass uns solche Emotionen weh tun und dass wir aktiv heilende Handlungen an uns selbst setzen können.

AUFMERKSAMKEIT

Der Erfolg einer Heilung einer Emotion ist unter anderem auch eine Frage unserer Aufmerksamkeit, die wir diesem Aspekt schenken. **Unsere Energie folgt der Aufmerksamkeit**, und Heilprozesse in uns sind abhängig von der in Leichtigkeit und Freude aufgewendeten Energie. Wenn wir aufmerksam sind, und bewusst unser Leben betrachten, dann sehen wir diese unendlich vielen Möglichkeiten, die sich in unserem Leben auftun und bieten, in jeglicher Hinsicht. Wir können die Möglichkeit als solche anerkennen, ohne sie zu werten und ohne in der Emotion, der Kränkung oder der Trauer hängen zu bleiben. Wir können uns entwickeln, indem wir in dieser Emotion nur so lange wie wirklich nötig verharren, sie dasein lassen, annehmen und sagen: *«Ja, ich bin nur ein Mensch, auch ich habe Angst.»* Und dann im nächsten Schritt aufmerksam fragen: **«Was will mir die Angst sagen? Was ist ihre Botschaft? Woher kommt sie? Wodurch wurde sie ausgelöst? Wie habe ich reagiert? Wie gehe ich mit meiner Angst um? Wo habe ich meine Zuversicht verloren? Will ich mich wirklich ändern?»**

Wollen wir doch die Chance ergreifen, aufmerksam die Möglichkeiten unseres Lebens wahrzunehmen. Beobachten und entscheiden wir uns. Die Zeiten sind fordernd. Es ist vieles im Umbruch, sehr vieles kommt ans Licht, sehr vieles, was Menschen stark bewegt, schmerzt und kränkt. Bestimmte Strukturen, alte Paradigmen sind nicht mehr haltbar und müssen aufbrechen. Manches wird mit Kraft festgehalten, was für viele nicht bewahrenswert erscheint. So stellen wir uns darauf ein, dass die

Klarheit und Wahrheit in den nächsten Jahren vermehrt vehement an das Licht drängt. Wir können diesen Prozess schon jetzt kontinuierlich wahrnehmen. In diesen Zeiten werden wir mehr Freude, tiefe, innigere Freude empfinden, jedoch auch vehementer aufgefordert werden, Aktionen für uns selbst zu ergreifen, und das zu lösen, was oft als schmerzhaft oder belastend von uns empfunden wird. Wir sind dazu aufgerufen, das in unserem Inneren Erlernte in unserem Leben umzusetzen, jeder für sich, für uns und für alle. Dafür sind wir hier auf dieser Welt. Doch wird uns das nur gelingen, wenn wir unsere Aufmerksamkeit auf unsere innere Entwicklung lenken, auf unsere innere Änderung. Dies erfordert unsere volle Intention, klare Absicht und auch viel Disziplin. Wir lernen miteinander, damit wir eine Lebenshilfe haben. Viele wunderbare Entwicklungen sind an Menschen sichtbar, wenn zum Beispiel Krankheit als Möglichkeit, als Chance erkannt wird: *«Ich will erkennen. Ich will lösen, ausgleichen und heilen, was der Krankheit zu Grunde liegt»*. Doch müssen wir unseren gesamten Fokus auf den Heilvorgang lenken. Fragen wir uns: «Warum soll ich auf eine Krankheit warten? Warum will ich nur dann Änderung in meinem Leben zulassen und anstreben, wenn ich dazu von meinem Leben gezwungen werde? Warum lasse ich dies nicht jetzt geschehen, zu einem Augenblick, in dem ich mir Änderung ohne Druck und Spannung erlauben kann, solange die Belastung nur virtuell, energetisch vorhanden ist, und noch nicht physisch manifestiert ist. Wenn die Krankheit schon eingetreten ist, so will ich alles in meiner Macht Stehende tun, um meinen Teil zur Heilung verantwortungsvoll zu übernehmen.»

Wollen wir doch den Möglichkeiten unseres Lebens näherkommen, aufmerksam ihre Ursachen ergründen und Entscheidungen treffen, die unserem höchsten Wohl entsprechen. Eine Möglichkeit ist, dies in Meditation zu erreichen. Meditationen können in eigens dafür in uns bereiteten energetischen Räumen erfolgen. Zur Schaffung von solchen Räumen können bestimmte Aspekte darin energetisch verankert werden. (Abb. 2)

- Öffnung für unseren Lebensplan.
- Verbindung mit dem Höheren Selbst.
- Lösung aus jeder Bewertung und Begrenzung.
- Erfassen des eigenen Selbst, der Wege zur eigenen Meisterschaft.
- Öffnung für Eigenverantwortung und Kreativität.
- **Erleuchtung ist die Öffnung des Bewusstseins für die multidimensionale Wirklichkeit.**
- **Die Erleuchtung ist eine Funktion des Lichtes.**
- Bietet nichts mehr dem Licht Widerstand, sondern wird das eigene Wesen von Licht durchstrahlt, so ist Erleuchtung eingetreten.

Abbildung 2:
Schaffung eines Raumes, Verankerung energetischer Aspekte

Meditation 1 — Schaffung eines Raumes

Schaffen wir diesen Raum miteinander. Schließen wir die Augen. Kommen wir in unsere Stille. Genießen wir das Dasein, erlauben wir uns in uns anzukommen. Merken wir an uns die Änderung, wie schnell das geht, das Ankommen, hier, jetzt und in sich selbst, mit sich selbst verbunden sein. Öffnen wir uns der Freude für das, was wir erleben. Öffnen wir uns der Freude, dass wir uns entwickeln dürfen, dass wir klarer sehen, dass wir Farben klarer wahrnehmen, Töne heller hören, die eigene Schönheit sehen, weil wir damit verbunden sind. Öffnen wir uns dem Plan unseres Lebens.

«Was ist es wofür ich hier bin?» Horchen wir, es wird uns gesagt. «*Du bist hier, um zu lieben, Dich, andere. Du bist hier, um Dich zu freuen, an Dir und anderen und allem. Du bist hier, um Dich auszusöhnen mit allen und allem, was Du jetzt und früher jemals erlebt hast. Du bist hier, um wahrzunehmen, im Fluss zu sein, Dich zu ändern, das Herz zu öffnen, mit der Seele, mit sich zu kommunizieren und die Seele zu fragen:*» **«Was ist mein nächster innerer Schritt? Was rätst Du mir? Was ist mein Lebensplan, die Vision meines Lebens, das vor mir liegt?»**. Durch das Sein im Augenblick gelingt es, das Leben zu gestalten und endlich das Vergangene loszulassen. Im Augenblick sein und den nächsten Schritt zu tun wird behindert, indem uns unsere Vergangenheit am Nacken zurückhält und wir unseren Ärger und unsere Enttäuschung nicht ablegen können, oder uns die Sorge um die Zukunft paralysiert. Legen wir uns doch fest: «*Das Vergangene ist vergangen. Ich will nicht festhalten, mich nicht mehr fesseln lassen von dem, was war. Ich will frei werden und bleiben. Ich will mich* *von der Sorge um meine und unsere Zukunft nicht vereinnahmen lassen, sondern Aspekte in meinem Leben kreieren und verankern, die mich mutig und hoffnungsvoll erhalten.»*

Die Vergangenheit annehmen, vergeben und heilen, und in der Gegenwart im Augenblick stehen und mit jedem Augenblick den nächsten gestalten. Den Sinn erkennen, die Botschaft erkennen. Die Botschaft von der lichtvollen Warte unseres Höheren Selbst erkennen. Liebevoll annehmen. Sich nicht scheuen, Gefühle zu zeigen, Rührung, angerührt werden im Herzen, in der Seele. Spüren wir, wie sich die Seele meldet. Sie sagt: *«Ja, ich will leben mit Dir. Wir brauchen nicht in die Wertung, in die Verurteilung, in die Kritik, in den Zweifel, in die Ablehnung, in die Trennung, in den Widerstand gehen. Das hält uns nur. Lass uns aufbrechen, uns lösen aus dem Alten. Lass uns ein neues Paradigma schaffen.»*

Erkennen wir unser Selbst, unser wunderbares Selbst. Freuen wir uns an ihm, lassen wir manche Dinge los aus unserem Leben, lösen wir sie heraus. Überzeugen wir uns selbst anzuerkennen, zu lieben, zu ändern und zu sagen: *«Ja, das gefällt mir an mir, das lasse ich so sein. Morgen schaue ich es mir nochmals an, ob es mir dann immer noch gefällt.»* Im Fluss sein, erlauben, uns selbst zu gestalten. Gestalten wir uns selbst, mit Freude, Leichtigkeit: *«Ich will mich spielerisch selbst kreieren»*. Dazu müssen wir uns selbst gut beobachten. Dazu müssen wir unsere Vorurteile über uns selbst loslassen. Den Nebel in unserem Blick, was uns selbst betrifft und andere, diesen Nebel gehen lassen und verblasen, damit wir ein klares Bild bekommen von uns. Alles beginnt in uns: Das Außen, Mensch, Tier, Natur, die Welt, das Universum dient uns als Referenz, als Spiegel. Wir sind es, wir entscheiden für uns. Wir sind der Schöpfer unseres Universums. Dorthin wollen wir. Das ist der Weg zu unserer Meisterschaft. Unseren göttlichen Funken in uns wahrnehmen, ihn in uns lieben. Die Göttlichkeit in uns zu lieben. Das ist nicht Blasphemie. Das ist, wie wir geschaffen sind. Genauso, nach Seinem Abbild, schuf Gott den Menschen. «Ist das, was ich tue, heilig? Das, was ich tue, was ich entscheide, wie ich denke, wie ich fühle, ist das heilig? Heilbringend, Heilung bringend?» Umarmen wir diese Göttlichkeit in uns selbst. Ziehen wir uns nicht hinunter, heben wir uns hinauf, dann werden wir strahlen und sagen: «*Ja, da geht es mir gut, das will ich in meinem Leben manifestieren.*»

Und dann kommt die Frage vom Universum, indem sie uns eine Situation anbietet: «**Wie weit ist es jetzt her mit Deinem göttlichen Funken? Wie gehst Du um mit ihm in Deinem Leben? Mit Deinen Talenten? Benützt Du all das zu Deiner Freude und Deiner Entwicklung?**» Dann lassen wir es zu, dass wir nicht nach unserem Instinkt entscheiden, sondern bewusst nach dem, was tief in uns göttlicher Funke ist. Das ist Liebe. Lassen wir uns darauf ein, nach dem in uns verankerten göttlichen Gesetz zu entscheiden und zu leben. Manche werden uns belächeln als Träumer, als Phantasten, und wenn sie uns dann beobachten, dass wir leicht durchs Leben gehen, dass wir leicht Lösungen finden, freudig Entscheidungen treffen und erfüllenden Erfolg haben, werden manche kommen und fragen: «**Wie tust Du das eigentlich? Was tust Du da?**» Und werden nicht glauben, dass es letztendlich so einfach ist, weil genau das unsere Schöpfung ist. Mit Vertrauen und Mut, mit aller Liebe, mit aller Kraft, jedoch in Leichtigkeit mit allem Fokus bewusst leben, nach diesen Grundsätzen, nach Eigenverantwortung.

«*Ich bin es. Ich kann es. Ich tue es. Ich setze es um. Ich bin verantwortlich für mein Leben. Ich lasse niemanden verantwortlich sein für mein Leben, weil es meines ist. Ich gebe meine Verantwortung für mein Leben nicht ab.*» So sei es.

ENERGETISCHER RAUM – ENERGETISCHES FELD

Diese beiden Ausdrücke sind gleichbedeutend und drücken eine Art von virtueller Energieformation aus, die entweder schon besteht oder von uns bewusst geschaffen werden kann. Jede Begegnung von Menschen schafft eine energetische Beziehung und erzeugt einen Raum, der von dem augenblicklichen Sein der Beteiligten gebildet und gespeist ist. Die Art des Feldes ist abhängig von dem tatsächlichen Sein derer, die sich in diesem Feld befinden, von ihrer augenblicklichen Verfassung, von Emotionen, von Gedanken, auch von Einflüssen, wie Musik und anderem. Ein solch energetischer Raum ist also die Summe dieser unzähligen Energien und zieht oft alle Anwesenden in ihren Bann: Ein volles Fußballstadion, ein Rockkonzert mit tausenden Zuschauern, politische Veranstaltungen, gemeinsame Meditationen mit tausenden Teilnehmern. Die Energie solcher Ereignisse beeindruckt die Anwesenden oft so stark, dass sie Empfindungen haben können, die ihnen üblicherweise nicht entsprechen.

Energetische Felder sind kontinuierlich in Veränderung, und benötigen keine speziellen Vorlagen der Materie. Durch unsere Intention können wir im eigenen Bereich einen energetischen Raum öffnen, ein Feld kreieren, indem wir bestimmte energetische Aspekte in den Raum holen und sie so verankern: Raum für Erkenntnis, Heilung, Freude, Liebe, Erfüllung, Frieden, Kontemplation. Fragen wir uns einmal: «**Bin ich bereit, mit einer bestimmten Energie in Verbindung zu treten und so einen Raum** zu erschaffen? Erlaube ich mir, mich mit einer inneren Haltung zu verbinden und in dieser völlig aufzugehen: mich mit der Haltung von Frieden und Gewaltlosigkeit zu verbinden und dies dann zu werden? Lasse ich es zu, die nährende Energie eines Baumes aufzunehmen und mich daran zu erfreuen? Nehme ich die Harfenklänge so in mich auf, dass ich zur Harfe und ihrem Klang werde? Kann ich die Energien, die ich selbst in einem Raum verankert habe, auch wahrnehmen, richtig fühlen?»

Die Energien, die wir in bestimmten Räumen verankern, werden abhängig sein von dem Zweck, für den wir diesen Raum kreieren. Ein Raum der Erkenntnis wird die Energie der Klarheit, der Phantasie, der Kombinationsgabe, der Stille, der Einkehr, der Verbindung beinhalten. Räume für Kommunikation sollen Frieden, Sorgfalt, Achtsamkeit, Wahrhaftigkeit, Aufmerksamkeit, Respekt tragen. Räume der Heilung werden Liebe, Mitgefühl, Hingabe, Verbindung, Demut, Vertrauen und Transformation ausdrücken wollen. Verankerung von Energien geschieht durch unsere Intention, unsere Absicht, durch die Bitte um Unterstützung, durch Liebe, Vertrauen und Dankbarkeit. Jeder von uns trägt seine Felder oder seine Räume in sich, die auch als Aura ausgedrückt werden. Die Aura eines Menschen ist die Summe aller Energien, die er trägt. Sie ist kontinuierlich im Wandel begriffen und beeinflusst zutiefst die Art, wie wir gesehen werden, wie wir mit anderen in Kommunikation treten, wie wir mitschwingen und wovon wir uns anziehen lassen.

RAUM DER ERLEUCHTUNG

Öffnen wir uns dem Weg zur Erleuchtung. Erleuchtung bedeutet nichts anderes, als dass wir Licht überall hineinscheinen lassen in uns, und uns dieses Licht zum Leuchten bringt. Wenn wir im Außen einen Raum erleuchten möchten, drehen wir elektrisches Licht auf. Und so ähnlich funktioniert das auch in unserem inneren Raum. Unser inneres Licht in unserem Selbst beleuchtet unser Innerstes. Lassen wir es überall hin scheinen, selbst dorthin, wo wir niemanden hinschauen lassen und selbst nicht hinschauen wollen. Waschen wir uns innerlich mit diesem Licht rein. Erleuchtet sind wir, wenn wir virtuell keinen Schatten mehr werfen. Wenn wir dem Licht in uns nichts entgegenstellen, sondern das Licht in uns nur mehr fließt: in uns und durch uns. Licht ist uns ernährende Energie, mit den verschiedensten Qualitäten: Licht der Erkenntnis, Licht der harmonischen Heilung, Licht der Transformation, Licht des inneren Aufbruches. Frühling ist eine gute Zeit – Schneeschmelze: Lassen wir Frühling in uns sein, damit das Eis aufbricht, das, was starr im Winter ist, Blüte und junges Grün bringt. Das Licht des Frühlings ersetzt das Dunkel, die langen Nächte des Winters. Bringen wir uns zum Erblühen, lassen wir in uns junge, grüne, frische Blätter austreiben. Nehmen wir, wie der Baum, die Kraft von Mutter Erde auf und verwenden wir diese Energie! Sie ist in unendlichem Ausmaß vorhanden, es gibt keinen Mangel daran, Ver sacrum, heiliger Frühling. Lassen wir inneren Frühling in uns zu, auch wenn es draußen noch einmal schneit.

So verbringen wir unsere Zeit in diesem Bewusstsein, in der Öffnung dorthin! Erleuchtung ist eine Funktion des Lichtes.

Scheinen wir, leuchten wir, strahlen wir und lächeln wir uns an. Unser Licht entsteht in uns, wir erzeugen unser Licht in allen möglichen Farben, durch unser Wesen: Gut sein, Gutes tun für uns und andere erzeugt Licht, unser Licht, das wir für uns und andere verwenden. Gutes fühlen wir in unserem Herzen. Wir fühlen, dass etwas, was wir tun, gut ist, und lassen dieses Gefühl durch unseren Raum fließen und spüren uns, und das lässt uns strahlen. Charisma ist der Ausdruck unseres inneren Lichtes.

RAUM DES SEGENS

Segnen heißt, die heiligende Wirkung der Anwesenheit des Seins Gottes auf etwas herabrufen. Sich segnen ist etwas Großes, was man für sich tun kann. Es heißt, sich mit Gott verbinden, den eigenen göttlichen Funken für uns als Lichtenergie anerkennen und leben. Segnen des eigenen Lebens heißt, sich mit dem Göttlichen verbinden, heißt Annahme und Heilung aller Aspekte, in Vergangenheit, Gegenwart und Zukunft, die ja doch eins sind. Segnen wir jeden Augenblick. Das Segnen aller Erfahrungen hilft uns, alles zu akzeptieren, und ihren Sinn anzunehmen, auch wenn es manches Mal schmerzt. Wenn wir sie segnen, sagen wir unserem Sein: «*Es ist gut, es erlebt zu haben, es war passend, es war angebracht, und es hat mich weitergebracht, es hat mich etwas gelehrt. Ich wäre nie hier in meiner Entwicklung angelangt, hätte ich diese Erfahrung nicht gemacht. Ich nehme auch den Schmerz an, aus dem ich lerne und dessen Ursache ich ergründen will*». (Abb. 3)

Segen für
- das eigene Sein.
- die mit uns innerlich Verbundenen.
- die, die sich von uns getrennt fühlen.
- das eigene Leben in allen Facetten.
- die eigenen Erfahrungen.
- den eigenen Körper.
- unsere Gefühle, inneren Emotionen, die eigenen Gedanken.
- die eigene Seele.

Abbildung 3: Glückseligkeit ist ein Ausdruck für das, was durch Segen in uns entsteht.

Wenn wir in der Früh und am Abend unseren Körper segnen, das eigene Sein, dann haben wir zu uns selbst den Kontakt, den wir über den Tag und die Nacht brauchen. Durch das Segnen der eigenen Seele macht sie sich bemerkbar. Dann spricht sie mit uns klar und deutlich. Die Seele spricht nur dann so leise und kaum oder nicht verständlich, wenn sie sich von uns nicht wahrgenommen fühlt, wenn wir uns innerlich von ihr getrennt haben, wenn wir uns energetisch nicht auf sie einstellen können, weil wir ihre Existenz ablehnen. Segnen wir, so kommen wir unserer Seele, unserem energetischen Begleiter durch die Inkarnationen nahe, und nehmen so den göttlichen Plan in uns auf. Dieses göttlichen Planes gewahr zu werden, gehört zu den besonderen Möglichkeiten unseres Lebens. «**Fühlen wir den göttlichen Funken in uns? Spüren wir die wohltuende Wirkung des Segens auf uns? Bin ich bereit, alle meine Handlungen und Erfahrungen zu segnen?**» «*Ich kann erst dann alle Handlungen und Erfahrungen segnen, wenn ich aus Wertung und Verurteilung ausgestiegen bin.*» Unser Sein freut sich darüber, die persönliche

Umwelt zu segnen, die, die uns gefühlsmäßig nahestehen, die mit uns schwingen, und auch die, die wir oft zu unseren sogenannten «Feinden» zählen, weil sie uns den Spiegel vorhalten, und wir die Botschaft vom Botschafter nicht trennen können oder wollen. Lasst uns sagen, *«Danke, dass Du mir dies zeigst. Es hat mir sehr weh getan. Aber das, was weh tut, wartet auf Heilung in mir und Du hast Deinen Finger in die offene Wunde gelegt.»*

Hier sei schon jetzt auf die später besprochene Spiegelfunktion hingewiesen. Alles, was wir in unserem Leben erleben, ist sinnhaft und hat seinen Grund. Oft können wir uns selbst nicht erkennen, unsere Haltungen und Muster, und halten daran fest. Andere nehmen uns über die Spiegelneuronen jedoch wahr und spiegeln uns in aller Klarheit, was an uns noch Heilung bedarf. Die eigenen «Schwächen» zu erkennen schmerzt uns, sodass wir häufig auf andere projizieren, anstatt bei uns selbst zu bleiben.

Meditation 2 — Segen

Wir atmen tief und ruhig, und genießen die Stille in uns. Dann richten wir unsere ganze Aufmerksamkeit auf die Mitte des Schädeldachs (Scheitelchakra) und beginnen jetzt langsam, mit dem Einatmen Energie von oben kommen und mit dem Ausatmen durch den Körper fließen zu lassen. Wir können Violett als Farbe visualisieren, dunkles Violett. Spüren wir jetzt, wie dieses Chakra rotiert. Nehmen wir die Richtung der Rotation wahr, wie es uns entspricht. Fühlen wir, wie dieses Chakra nicht nur rotiert, sondern auch vibriert. Mit dem Einatmen holen wir Energie herein, halten sie nicht dort, sondern lassen sie durch den feinstofflichen und physischen Körper fließen. Wenn wir die Rotation nicht spüren, dann lassen wir das Chakra selbst in Gedanken rotieren und vibrieren, dann merken wir, dass dieser Energiekörper in Bewegung ist, in vielfacher Bewegung. Übergeben wir dieser Energie, die wir von oben kommen lassen, eine Meinung, Vaterenergie, göttliche Energie, Mutterenergie, Lichtenergie. Atmen wir ein, lassen wir die Energie durch uns fließen und fühlen wir, was sie uns sagen will.

Diese väterliche Energie des sogenannten männlichen Prinzips steht in Verbindung zur eher als mütterlich empfundenen Erdenergie, die wir durch das Wurzelchakra aufnehmen. Lassen wir diese Energie von Mutter Erde über die Fußsohlen in uns aufsteigen, über die Beine bis in das Wurzelchakra. Holen wir nun simultan von oben diese himmlische und von unten die irdische Energie. Lassen wir die himmlische Energie von oben ins Herz sinken und die irdische Energie von unten ins Herz aufsteigen, und im Ausatmen spüren wir die Verbindung der beiden Energien. Einatmen, beide Energien kommen lassen, Ausatmen und Vereinigen der beiden Energien im Herzen. Lassen wir die Synthese dieser Energien durch unseren Körper fließen und lassen wir uns von ihr segnen. Wenn wir die himmlische Energie von oben herunter fließen lassen, lassen wir sie durch das Dritte Auge und durch die Kehle fließen bis sie ins Herz kommt. Lassen wir die irdische Energie über das Sakral- und das Solarplexus-Chakra hinaufsteigen bis sie ins Herz kommt. Einatmen und die Energie kommen lassen, ganz bewusst durch die Chakren fließen lassen und im Herzen vereinigen und sich gesegnet fühlen. So vereinigen wir Himmel und Erde, und lassen wir sie in uns eins werden.

Bei dieser Art der Atmung kommt es zu einer Aktivierung und Reinigung aller Chakren und zu einer segnenden Verbindung von Vater- und Mutter-Gott und Mutter- und Vater-Erde in uns. Hier richtet man, nachdem es viele Schritte sind, die

Aufmerksamkeit auf den Gesamtprozess und lässt die einzelnen Schritte im Rahmen des Gesamtprozesses entstehen. Das Herz pulsiert. Es ist eine unendlich nährende Energie für unser Sein, eine Energie, die eigentlich ultimative Verbindung bedeutet und symbolisiert. Väterliche und mütterliche Komponente vereinigen sich in unseren Herzen, in uns als Töchter und Söhne. Wir können die Energie in jedes Atom schicken, in jedes Molekül, in jede Blockade, in jeden Schmerz. Wir sind ausgerichtet und stabilisiert, wir fühlen die innere Sicherheit, die zur Lösung und Heilung führt.

Jetzt strecken wir langsam unsere Hände vor. Behalten wir diese Position bei und lassen wir die Energie in unsere Hände fließen. Richten wir unsere Aufmerksamkeit auf die Hände. Fühlen wir genau, wo die Handchakren sind, in den Handflächen. Wir merken, dass die Finger vibrieren. Wenn wir die Handflächen annähern wollen, dann spüren wir, dass ab einer bestimmten Nähe der Hände ein Widerstand merkbar wird. Auf diese Art und Weise kann man segnen. Legen wir nun die rechte Hand auf unseren Scheitel und die linke Hand aufs Herz. Atmen wir ein von oben und von unten. Verbinden wir diese Energie im Herzen, schicken wir die Energie in die rechte Hand, und sagen wir leise zu uns: «Ich segne mich. Ich segne meinen Körper. Ich segne mein Leben. Ich segne meine Gedanken. Ich segne meine Erfahrungen. Ich segne meine Seele. Ich liebe mich.» Bei jedem Satz spüren wir, dass Energie aus der rechten Handfläche heraus fließt und die linke Handfläche erreicht: «Ich liebe mich, ich segne mich. Ich segne mich durch diese väterlich-mütterliche Energie.» Nähern wir unsere Hände an, bis sie gefaltet sind. Fühlen wir, wie sich die Energie durch die gefalteten Hände von den Schultern herkommend ausbreitet, und sie im Kreis in beiden Richtungen fließt. Fühlen wir, wie sich in uns dieser Kreis des weiblichen und männlichen Aspekts schließt, ein Gefühl des

Nach-Hause-Kommens, des Zurück-zur-Quelle-Kommens, völlige Einheit, völlige Verbindung. Bedanken wir uns und kommen wir zurück. So sei es.

MASSENBEWUSSTSEIN

Es ist so verführerisch dem Massenwillen, dem Machtstreben, der Massenmeinung, dem Massenbewusstsein, der Gewalt nachzugeben.

Für unsere Entwicklung ist es bedeutend:
- die Treue zur eigenen Überzeugung halten,
- die Liebe zu sich selbst leben,
- die eigene Essenz wahrnehmen,
- die Achtsamkeit für das Potenzial erkennen,
- die Verantwortung für das Ganze verankern.
- das eigene Licht leuchten zu lassen.

Abbildung 4: **Massenbewusstsein – eigene Entwicklung**

Das Massenbewusstsein repräsentiert die Globalität der Menschheit im Hinblick auf alle Haltungen, Emotionen und Entscheidungen, die jemals von der Menschheit getroffen wurden. Es ist Gedächtnis und Spiegel. (Abb. 4)

Das Massenbewusstsein entspricht dem, wie der Großteil, die Mehrheit der Menschheit denkt, fühlt und wie sie handelt. Es entspricht der Dominanz der aufgewendeten Energie. Je stärker eine Energie ist, die durch die Menschheit ausgedrückt wird, desto intensiver ist sie im Massenbewusstsein verankert. Das Massenbewusstsein wird automatisch von uns beeinflusst. Das geschieht von jedem von uns individuell und in verstärktem Maße von Gruppen. Natürlich liegen im Massenbewusstsein Aspekte, die einerseits verführerisch sind, und uns immer als Möglichkeit vor Augen stehen, und damit Entscheidung von uns einfordern, zu unserer Überzeugung zu stehen. Andererseits können sie so Angst einflößend sein, dass sie große Macht über uns ausüben können. Denken wir an all die Medienberichte: «*Alles ist schlecht, und schlecht wird es auch ausgehen, mit dem Klimawandel, der Wirtschaft, der Globalisierung….*». Es geht darum, das Angstschüren als solches zu erkennen, und ihm nicht nachzugeben. Denn wer in Angst versetzt ist, ist leicht damit zu manipulieren. Wenn wir dieses Vorgehen erkennen, haben wir die Möglichkeit, Abwehrstrategien zu entwickeln. Die Matrix der Gewalt, die in unserer Welt besteht: Gewalt gegen Frauen, Gewalt gegen Kinder, Gewalt des Wortes, die Gewalt des Geldes und der Waffen, erfordert immer unser ganzes Eintreten für Gleichberechtigung, Ausgleich und Frieden, uns gegenüber, im persönlichen Bereich und auch in der Öffentlichkeit. Wieder beginnt alles bei uns selbst. In unserer Entwicklung gilt es, der eigenen Überzeugung, den eigenen Grundsätzen die Treue zu halten, sich mit den eigenen Grundsätzen zu verbinden, sie zu erkennen und zu lieben, und nicht zu sagen: «*Ich denke anders als die anderen, aber ich beuge mich der Mehrheit, weil ich sowieso keine Möglichkeit sehe, etwas zu ändern.*» Wir werden energetisch wahrgenommen, jeder von uns individuell und als Gruppe. Jede unserer Entscheidungen und Handlungen wird in das Massenbewusstsein eingespeichert, wie in ein großes automatisches Internet. Es ist so wichtig, achtsam zu sein für das eigene Potenzial und sich die Frage zu stellen – «**Heule ich mit den Wölfen oder blöke ich mit den Schafen?**»

Wir haben eine Verantwortung für das Ganze. Wir sind individuell Teil des Ganzen und tragen daher unsere Verantwortung für uns und für die Menschheit. Dies klingt für uns angenehm, wenn wir zum Beispiel an Mutter Theresa denken. Dann sind wir gerne Teil des Ganzen. Wenn es darum geht, dass wir uns auch identifizieren mit den Schattenaspekten dieser Welt, die auch zu einem gewissen Grad unsere eigenen darstellen könnten, zumindest als Potenzial in uns abgespeichert sind, dann gefällt uns das gar nicht mehr so gut. Trotzdem ist die Menschheit ein Ganzes. Und wir tun etwas für das Ganze, indem wir so sind, wie wir sind, und unsere Wahrheit leben in Liebe, Friede, Mitgefühl und Achtsamkeit für uns und für alles. «**Fühle ich diese Verantwortung für mich selbst? Erlaube ich mir wahrzunehmen, dass meine eigenen Handlungen das Massenbewusstsein beeinflussen können? Bin ich mir bewusst, dass größere Gruppen, die achtsam in bestimmter Absicht meditieren, das Massenbewusstsein durchaus substantiell beeinflussen können? Glaube ich an mich und vertraue ich meinem Potenzial?**»

Es geht nicht so sehr darum, nach außen besonders auffallend zu agieren, wie wohl offene Großzügigkeit, Deklaration, Zivilcourage und Freigebigkeit natürlich wichtig sind, aber zumindest gleichbedeutend ist es, sich zu fragen: «**Wie lebe ich? Wie entscheide ich? Bin ich friedlich oder setze ich mich über die Meinung von anderen hinweg? Bin ich mir der Konsequenzen meiner Entscheidungen bewusst? Ist meine Art zu leben heilsam für mich und andere? Handle ich absichtslos?**»

Auf der einen Seite steht also das Massenbewusstsein, das uns beeinflussen will, wie wir denken, handeln und fühlen sollen, denn das Massenbewusstsein speichert alles, was ihm von uns angeboten wird. Es wertet nicht, urteilt nicht, ist Speicher und Referenz und agiert nach energetischen Gesetzen. Auf der anderen Seite steht immer unser freier Wille, unser spirituelles Bewusstsein, unsere Verantwortung für das Ganze. Wenn wir also Informationen aus Medien beziehen, so ist es wichtig kritisch zu sein, zu unterscheiden, ohne zu urteilen. Wir sehen, wie leicht es manchmal sein kann, bestimmte Meinungen aus der Zeitung zu übernehmen. Es kann gefährlich sein, sich mit solchen Meinungen zu identifizieren. Fragen wir uns also und fühlen wir intuitiv in uns hinein: «**Entspricht diese Meinung meiner Wahrheit? Kann ich damit mitschwingen? Will mich diese Information in eine gewisse Richtung drängen? Will sie fair und lauter erklären und darlegen? Welche Absicht wird mit dieser Information verfolgt?**» Sorgen wir für uns selbst, indem wir uns fragen: «**Wie muss ich sein, damit ich das, was ich mir vorgenommen habe, was ich leben will, auch umsetzen kann? Wie muss ich mich ändern, dass ich meine Wahrheit auch lebe?**» Und das beschränkt sich nicht nur auf die Frage von Empfindung und Wahrnehmung: «**Wie möchte ich sein? Wie möchte ich leben? Wie möchte ich entscheiden?**»

Das ist auch eine Frage der Technik der eigenen Beobachtung. Unser Hauptaugenmerk ist darauf zu richten, zu erkennen, wie wir in Wirklichkeit sind, uns möglichst bewusst, neutral anzusehen, zu beobachten, und uns selbst Fragen zu stellen. Da gibt es ganz wunderbare Dinge an uns, zu denen wir sagen können: «*Ja, damit bin ich ganz zufrieden und glücklich. In dieser Sache habe ich mich mitfühlend verhalten, ich war aufmerksam und liebevoll.*» Davon gibt es viele, viel mehr als wir glauben und wahrhaben wollen, viel mehr als wir, die wir uns oft so klein und unbedeutend sehen, die wir uns oft so hart kritisieren, an uns akzeptieren wollen und können.

Sehen wir uns doch einmal an, wenn wir den Schleier von uns weggezogen haben, wenn wir Ordnung in uns an einer Stelle geschaffen haben. Fühlen wir die innere Befreiung, die Muster unseres Verhaltens wahrzunehmen, und zu hinterfragen und auch zu beantworten: «Dient es mir, dass ich mich auf solche Weise verhalte? Entspricht meine Reaktion auf ein Erlebnis, auf eine Begegnung dem Bild, das ich von mir habe? Lasse ich meinen Emotionen freien Lauf, ohne zu hinterfragen, woher sie kommen? Will ich mich von all dem heilen, was mir nicht mehr dient?»

An jedem von uns gibt es Aspekte, die wir an uns ändern können, die offen stehen zur Heilung. Dies sind oft einfach Dinge, die uns nicht mehr entsprechen, die sich im Laufe unserer Entwicklung erübrigen und die ganz einfach nicht mehr zu uns passen, oder etwas, was wir schon lange in uns tragen und für dessen Heilung die Zeit gekommen ist. Nehmen wir doch all dies wahr, und geben wir uns täglich viele neue Chancen, und sagen wir zu uns: «*Ja, ich bin bereit, diese nötigen inneren Schritte nach reiflicher Selbstbeobachtung zu gehen. Ja, ich traue mir die Lösung aus meinen Mustern zu. Ja, ich will mich vertrauensvoll verbinden. Ich höre auf meine innere Stimme.*»

Meditation 3 — Innere Schönheit

Entspannen wir uns, kommen wir zur inneren Ruhe, lösen wir unsere Aufmerksamkeit von unseren äußeren Sinnen. Lassen wir langsam das Außen verschwinden, wo auch immer wir sind. Fühlen wir uns wohl mit uns, und richten wir unsere Aufmerksamkeit auf unser Inneres. In unserem Inneren ist alles verborgen, was uns auf unseren Weg bringt, oder uns auf unserem Weg bleiben lässt. Fühlen wir in diesem Augenblick in uns hinein, was uns bewegt, was uns behindert, was uns so enge Grenzen setzt. Lassen wir es da sein. Sind wir uns nur dessen bewusst, dass wir uns in den Schmerz und auch in die Freude führen können. Wir sind die Schöpfer unserer Wirklichkeit, wir entscheiden. Atmen wir in einer solchen Art und Weise, dass unsere Frequenz sich schrittweise erhöht, und bemerken wir wie die Emotionen, die uns zuvor bewegt haben, wovon wir uns fast gefangen nehmen ließen, die uns so stark behindert haben, leicht und frei und freudig zu sein, relativ werden, fast unbedeutend. Formulieren wir in unserer Vorstellung, dass wenn wir in dieser Frequenz hingegeben unserem eigenen Sein sind, die Bedeutung unserer Emotionen kaum etwas mit unserem Lebensglück zu tun hat, mit unserem inneren Frieden, mit unserer inneren Freude, mit der Liebe zu uns selbst. Lassen wir einmal alles, was uns nicht entspricht, unsere Angst, Sorgen, Trauer, ja auch unsere oft so oberflächlichen unüberlegten Wünsche von uns abfließen. Machen wir uns von ihrer Erfüllung nicht abhängig. Wünsche und Erwartungen, die nur unser Ego befriedigen, die oft nur unsere Defizite zeigen, jedoch für die Entwicklung unseres Seins kaum eine Rolle spielen, behindern unsere innere Entwicklung und trennen uns von der Freude.

Lassen wir die Sonne auf uns leuchten, und lassen wir mit diesem Sonnenlicht und ihrer Wärme das gehen, was mit Oberflächlichkeit zu tun hat, mit Haben wollen, mit Übervorteilen, was unseren Instinkt zufrieden stellt, das Haben müssen, das Anderssein wollen um jeden Preis und lassen wir all das aus uns herausfließen. Lösen wir die Abhängigkeiten aus unseren Gedanken, aus unseren Gefühlen, aus unserem Körper, und fühlen wir in uns hinein, und sehen wir uns an mit unserem inneren Auge, was dies mit uns macht: Wie sich unsere inneren Falten glätten, wie sich die Strudel in unserem Lebensfluss auflösen, und das Wasser wieder gleichförmig fließt. Sehen wir, wie die Lichter in uns aufgehen. Lassen wir das wirklich und endgültig geschehen.

Fühlen wir in unseren Körper hinein, ob es Stellen gibt, die noch im alten Paradigma verharren. Spüren wir in unseren Unterbauch, ob uns Ärger, Sorge oder Nichterfüllung nach wie vor in ihrem Bann halten, und sagen wir uns: «*Ich ändere durch meinen Ärger, durch meine Sorge nichts. Alles das, worüber ich mich ärgere, ist bereits geschehen. Mein Ärger richtet sich gegen mich selbst, gegen meine Entscheidungen, Abhängigkeiten, gegen meine Unfreiheit.*» Lassen wir es sein, wie es ist. Die Gründe für unseren Ärger sind oft so nichtig. Entspannen wir uns dadurch, machen wir es genauso mit der Sorge: «*Die Sorge ist immer in die Zukunft gerichtet. Ich sorge mich vor etwas, was vielleicht gar nicht eintritt. Ich kann durch meine Sorge meine Wirklichkeit manifestieren. Ich will das annehmen, was kommt. Ich fühle, dass alles was ich erlebe, zu meinem höchsten Wohl ist. Ich kann durch meine Sorge nichts ändern. Ich mache mir dadurch nur mein Leben schwer.*» Spüren wir, wie sich unser Unterbauch entspannt, wie das Sakralchakra wieder Energie aufnehmen kann, was für uns, für unsere Unterscheidung und Erlösung aus so mancher Belastung, so wichtig ist.

Dann lächeln wir uns an. Lächeln wir in unser Sakralchakra hinein, verstehen wir, dass Sacer heilig heißt. Spüren wir, wie wir uns anders fühlen als zu Beginn. Spüren wir, wie wir zu leuchten und zu strahlen beginnen, wie eine gleichförmige, ruhige Frequenz unserer Schwingung unser Sein erfüllt, wie sich Harmonie in uns ausbreitet, die all unsere Ebenen erfasst: So spürt sich innere Schönheit an. So sei es.

ENERGIE

Wir brauchen ausreichend Lebenskraft, damit wir etwas an uns selbst wahrnehmen und verändern können. Dies ist Voraussetzung für unsere innere Arbeit. Energie ist das, wovon und womit wir leben. Wenn wir keine Lebensenergie haben, können wir die Möglichkeiten, die sich uns bieten, nicht erkennen und dadurch nicht nützen. Wir können nicht entscheiden und auch nicht vollenden. Die Voraussetzung, dass wir Aspekte an uns selbst gestalten können, ist, dass wir auch ausreichend Energie zur Verfügung haben. Ein Therapeut kann zum Beispiel nicht sinnvoller Weise von einem Klienten erwarten, dass dieser in die Auseinandersetzung mit Themen und Mustern eintritt und Heilungsschritte setzt, wenn nicht ausreichend Energie in dessen System vorhanden ist. Lebenskraft wird uns zum Beispiel in Form von Licht geschenkt. Sie ist ein Schöpfungsrecht, das uns in unermesslichem Ausmaß zur Verfügung steht. Sie lässt uns leicht und spielerisch mit den Herausforderungen des Lebens umgehen. **«Fühle ich, dass mich das Licht nährt? Kann ich auch in der Dunkelheit die kraftvolle Energie des visualisierten Lichtes wahrnehmen? Nehme ich mir ausreichend Zeit für den bewussten Umgang mit Licht?»**. Geben wir uns klare und ehrliche Antworten. Lassen wir nicht zu, dass wir uns selbst täuschen und den Nebel vor uns so verdichten.

Wie bei vielem in unserem Leben merken wir seine Bedeutung erst, wenn wir in ein Defizit geraten. In der westlichen Welt ist das Bewusstsein um die Bedeutung von Lebensenergie schrittweise verloren gegangen. Sie sollte wieder in den Fokus unserer Lebensführung rücken. Lebensenergie ist an sich nicht direkt messbar, sondern ihr Status zeigt sich an der Art, wie wir uns fühlen, wie wir unser Leben meistern. Die bewusste Auseinandersetzung mit dem Energiehaushalt des eigenen Seins, mit der Konservierung der Energie, mit der eigenen Energiebilanz, mit dem unkontrollierten Verlust an Lebenskraft, die oft schwere Auswirkungen auf unser Befinden haben, erlaubt uns, entsprechende Änderungen unseres Verhaltens vorzunehmen. So ermöglichen wir uns, ausreichende Lebenskraft für die Bewältigung der Lebensschritte, die wir uns vorgenommen haben, zur Verfügung zu haben. (Abb. 5)

Konform unseres wahren Selbst leben.
Erkennen des Seelenauftrags.
Fallenlassen der Fassaden.
Lösen von Blockaden.
Aufgeben von Widerstand.
Verlassen alter Muster: Gehorchen müssen.
　　　　　　　　　　　　Sich klein oder unbedeutend fühlen.
　　　　　　　　　　　　Im Mangel durch das Leben gehen müssen…

Jeder von uns strebt in seiner Seele nach Heilung, Transformation, Vervollkommnung, Grenzenlosigkeit EXPANSION.

Abbildung 5: **Konservieren der eigenen Energie (1)**

Ohne das Erkennen des eigenen Selbst und unseres Seelenauftrages sind wir wie ein Schiff, dessen Kapitän keinen Plan hat, und der nicht weiß, wohin er fahren soll. Wenn wir diese Erkenntnis besitzen, so können wir danach trachten unsere Kräfte zu bündeln, weil uns vollkommen klar ist: «Welche Aspekte will ich in mir meistern? Wohin will ich gehen? Welche Lebensführung soll ich wählen? Welche berufliche Orientierung ist mir zur Erfüllung meines Lebensplanes hilfreich? Welche Aspekte meines Seins darf ich loslassen? Was behindert mich an der Erfüllung meiner Lebensaufgabe?» Wie viele andere verlieren wir dann nicht mehr Energie durch Zweifel, Unwissenheit, Unsicherheit und Orientierungslosigkeit. Das Leben konform des Wahren Selbst führen, setzt die Erkennung und die Wahrnehmung des eigenen Selbst voraus. «Wie wird uns dieses ersichtlich?» Erst dann, wenn wir uns aus Prägung und Muster, aus Emotion und Selbsttäuschung gelöst haben, wenn wir mit uns selbst in die Neutralität gehen, und uns betrachten, wie wir wirklich sind, und all das aus uns herauslösen, was Schmerz und Trauer, Angst und Hilflosigkeit in uns auslöst und repräsentiert, erst dann können wir unser eigenes, Wahres Selbst erkennen. «Was entspricht mir tatsächlich? Wie bin ich wirklich? Fühle ich, wie mich meine Prägungen steuern und mich abhängig und unfrei machen? Merke ich einen Unterschied in meinem Fühlen, wenn ich einen Aspekt meiner Prägung losgelassen habe? Bin ich auf dem Weg meiner wahren Essenz, meinen Talenten und Fähigkeiten zu begegnen?». Dann beginnen wir unseren Seelenplan zu erkennen, und können gemäß seiner Richtungen leben.

Die Arbeit an uns selbst ist der Weg zur Wahrheit in uns. Suchen und finden wir in Stille Zugang zu unserer Seele, dann wird sie als innere Stimme mit uns kommunizieren, und uns den Auftrag, das Vorhaben, das Geheimnis unseres Lebens mitteilen.

Meditation 4 —
Energie, Lebenskraft in den Chakren

Fühlen wir, wie Stille in uns kommt. Suchen wir für uns einen angenehmen Ort und eine angenehme Lage im Sitzen oder Liegen und schließen wir die Augen. Lassen wir die Spannung von uns abfallen, aus den Muskeln des Gesichtes, der Schultern, des Nackens, der Arme, der Beine, des Beckens. Atmen wir tief und ruhig. Atmen wir uns in einen Rhythmus, der wohltuend für uns ist, sodass wir innere Einkehr halten können. Meditation ist nichts anderes als bei sich selbst zu Gast sein, bei sich selbst ankommen, in sich fühlen, in sich schauen, in sich wahrnehmen, sich fragen und Antwort bekommen. Erst, wenn wir ganz still sind, können wir unseren inneren Zustand wahrnehmen. In dieser inneren Betrachtung geht es um unsere innere Kraft. Spüren wir einmal in unseren Kopf hinein, in unser Gehirn, in unsere Gedanken, und machen wir uns einmal einen Eindruck davon. **«Geht es dort um wie in einem Tollhaus oder wie an einem ruhigen Gebirgssee?»** Lassen wir dieses Gefühl ganz einfach da sein. Schrecken wir uns nicht, wenn wir an uns etwas merken, was uns vielleicht nicht gar so angenehm ist, weil wir glauben, anders sein zu müssen. Fühlen wir, wenn wir von den Gedanken übermannt werden, dass sie wie Salven kommen, und sie uns gar nicht mehr zur Ruhe kommen lassen. Es sind doch nur Gedanken. Nun lassen wir überschießende Energie herausfließen aus dem Gehirn, durch unseren Energiekörper und durch unsere offenen Fußsohlen abfließen in die Erde, und werden wir langsam und still. Halten wir bewusst die Intention eines Flusses, der von oben nach unten durch uns durchfließt, und das Zuviel an

Energie mitnimmt, dass wir zur Ruhe kommen können – als ob wir in der Dusche stünden und Wasser über uns rinnt.

Merken wir jedoch Leere im Gehirn, Abgeschlossenhaben mit dieser Welt, mit unserem Leben, merken wir Interesselosigkeit und Aufgabe, dann öffnen wir den Punkt an der Mitte unseres Schädeldaches, öffnen wir das Scheitelchakra bewusst, und erlauben wir Zufluss von neuer, reiner Energie, von Licht. Es ist doch alles mit allem verbunden. Die Trennung von Innen und Außen ist doch Illusion. Bitten wir um den Energieausgleich, für das, was uns fehlt, oder uns begrenzt, damit wir unsere Aufgaben wieder wahrnehmen können, damit wir wieder Interesse an uns und der Welt haben, damit wir das, was uns von uns selbst trennt, aufgeben können und wir unsere Schönheit und die Schönheit dieses Planeten sehen – trotz allem. Lassen wir Licht in unser Gehirn fließen, ausgleichendes Licht, das alle Farben des Regenbogens beinhaltet. Wir müssen nicht verstehen, was dieses Licht an uns bewirkt. Bitten wir Gott darum, dass wir dadurch in Harmonie kommen. Wie oft pendeln wir zwischen zu viel und zu wenig, zu schnell und zu langsam, zwischen all diesen Polen? Bringen wir uns mit diesem Regenbogenlicht zur Mitte.

Dann richten wir unsere Aufmerksamkeit auf einen Punkt oberhalb der Nasenwurzel zwischen den Augen, dem sogenannten Dritten Auge. Dieser Energiepunkt erlaubt uns nach innen in uns selbst zu sehen, in uns selbst fühlen. Dieser Energiebereich ist maßgeblich beteiligt an der inneren Hingabe an die Meditation. Richten wir unsere Aufmerksamkeit auf diesen Punkt, und fühlen wir, wie es sich anspürt, ob wir ihn erst gar nicht finden, oder ob er pulsiert, ob er sich anfühlt wie ein nach vorne offener Trichter, der uns die Möglichkeit gibt, in unser Inneres zu kommen. Spüren wir den Aktivitätszustand in diesem Bereich. **«Kann ich mich öffnen für ein Gespräch mit mir? Kann ich meine Aufmerksamkeit auf mich lenken? Bin ich in der**

Lage meine inneren Geheimnisse zu ergründen? Kann ich meine verborgenen Schätze heben?» Nehmen wir ganz einfach wahr, und lassen wir wieder das Regenbogenlicht an diesem Punkte wirken. Richten wir ganz leicht unsere Aufmerksamkeit darauf, lassen wir es ganz einfach nur geschehen.

Und kommen wir als nächstes zu unserer Kehle. Fühlen wir in unsere Kehle hinein, und lächeln wir sie an: «**Mag sie sich äußern? Möchten wir uns durch unsere Kehle darstellen? Möchten wir uns selbst und der Welt zeigen, wie und wer wir sind? Verbergen wir uns wieder vor uns und vor allen, weil wir kein Vertrauen zu uns selbst haben?**». Wenn das so ist, dann lassen wir dieses Gefühl einmal da sein, und fragen wir «**Was hat mich dazu gemacht, dass ich mich nicht äußern will, dass ich mich nicht zeigen kann, dass ich nicht zu meiner Wahrheit stehen kann? Was habe ich verloren, dass ich nicht zu meinem Ausdruck stehe? Wodurch habe ich mein Charisma verloren?**» Wenn wir uns in tiefer innerer Stille öfter mit unserer Kehle energetisch beschäftigen, so werden Bilder kommen. Es werden Gedanken kommen, die uns die Antwort auf diese Fragen geben. Richten wir nur unsere Aufmerksamkeit dorthin und lernen wir fühlen, wahrnehmen, uns selbst spüren. Lassen wir Regenbogenlicht kommen, zum Ausgleich, zum Halten des Maßes. Tun wir nicht penetrant den anderen die eigene Meinung kund, doch stehen wir zur eigenen Wahrheit und drücken wir diese aus. Spüren wir, was dieses Regenbogenlicht mit unserer Kehle tut. Alles, was wir spüren ist für uns wahr, gut, denn in uns fühlen geht nur uns an.

Spüren wir dann in unser Herz. Spüren wir die Temperatur, den Herzschlag, spüren wir, wie unser Herz schlägt. Geben wir uns der Wahrnehmung unseres Herzens hin. Dort sind unsere Gefühle zuhause. Spüren wir, wie stark die Liebe zu uns selbst ist, wie groß unsere Sorgfalt und unsere Achtsamkeit uns selbst gegenüber ist. Halten wir die Energie der Achtsamkeit, und dann richten wir unsere Aufmerksamkeit auf unser Herz: «Wie achtsam bin ich mir gegenüber? Wie sehr nehme ich auf mich Rücksicht?» «Wie gut bin ich zu mir, oder wie streng, oder wie rücksichtslos?» Hören wir die Antwort. Spüren wir: «Ist unser Herz frei? Ist unser Herz in unser Leben eingebunden? Lassen wir es teilhaben an unseren Entscheidungen? Spüren wir, wie sehr es sich beengt fühlt, als ob ein Panzer um es herum wäre.» Lösen wir ihn schrittweise auf. Lernen wir, auf unser Herz zu hören und den Zustand unseres Herzens wahrzunehmen. Trauen wir uns diese inneren Heilungsschritte zu. Sehen wir das innere Kind an, das in unserem Herzen lebt. Fragen wir es: «Wie geht es Dir? Wie fühlst Du Dich? Bist Du einsam? Bin ich gut zu Dir? Was belastet Dich? Was darf ich für Dich tun? Nehme ich mir ausreichend Zeit für Dich? Was hat Dich verwundet?» Lassen wir die Gewissheit zu, dass wir alles an uns ändern können. Nichts in uns ist unverrückbar. Und nun lassen wir das Regenbogenlicht in unser Herz strahlen, das Licht mit allen Qualitäten, und spüren wir, wie es wirkt. Spüren wir, wie dieses Licht Ausgleich schafft, wie es unser Herz mit all unseren anderen Ebenen und Aspekten in Verbindung bringt.

Dann richten wir unsere Aufmerksamkeit auf unser Sonnengeflecht direkt in der Magengrube. Das ist der Ort unserer inneren Kraftzentrale. Dort wird unsere Kraft gebildet, dort entfaltet sich unsere Lebensvision, wo unsere innere Sonne scheint. Richten wir unsere ganze Aufmerksamkeit auf diesen Bereich, und fragen wir: «Fühle ich das Feuer in mir? Lebe ich innere Fülle? Kann ich mich so richtig begeistern? Wärmt mich die innere Sonne? Gestatte ich mir das? Lebe ich Eigenermächtigung oder verharre ich im Verzicht, im Opfer, im Nachgeben, in der Askese, in der Selbstentsagung?». Spüren wir, wie stark unsere innere Sonne für uns scheint, ob wir zu Erfüllung und Vollendung bringen, was wir uns für dieses Leben vorgenommen haben. «Mache ich mich abhängig von der Kraft der Ermächtigung durch andere? Lebe ich nach der von anderen aufgenommenen Energie?»

Verstehen wir, dass auch die Energie des Versagens in diesem Bereich abgespeichert ist, dass wir immer wieder versagen werden, wenn wir Angst vor der eigenen Kraft haben. Arbeiten wir öfter mit diesem Bereich, dann werden Bilder und Szenen kommen, die uns dies erklären, wo die Angst vor der eigenen Kraft herrührt, wobei wir unsere Kraft und eigene Macht unter bestimmten Umständen missbraucht haben, sodass wir zu ihr nicht mehr stehen können und lassen wir dieses Muster los. Erfreuen wir uns an unserer eigenen Kraft und Selbstermächtigung in Liebe zu uns und zu allem. Sagen wir nicht: «*Es ist alles in Ordnung mit mir. Ich brauche nichts zu ändern. Es geht mir gut*», weil wir uns nicht selbst ansehen wollen. Lassen wir Regenbogenlicht in diesen Bereich fließen, dass Ausgleich und Neutralität in uns herrsche, dass wir umsetzen lernen und wir genug Kraft haben, um unser eigenes Schicksal eigenverantwortlich zu erfüllen.

Spüren wir weiter in unseren Bauch hinunter, eine Handbreite über unserem Schambein, dem Bereich unserer Lösung, unserer Unterscheidung und unserer Sexualität. Dort ist unser Sakralchakra energetisch lokalisiert. Fühlen wir wie sich dieser Bereich anfühlt: «**Bin ich bereit, mich von prägenden Mustern zu lösen? Kann ich unterscheiden, was mir entspricht, was ich gehen lassen oder neutralisieren soll? Kann ich meine Kraft aus meinem eigenen Körper schöpfen, und ist die Verbindung zu einem anderen Menschen von Liebe geprägt?**» Wir haben in dieser und in früheren Inkarnationen Erlebnisse aller Art gehabt. Wir sind durch Opfer- und durch Tätererfahrungen gegangen. Viel Ungeheiltes, Unerlöstes ist in uns und wartet auf Heilung. Wäre dem nicht so, würde die Welt, die Menschheit und jeder von uns individuell anders energetisch aussehen. Wir wären von Liebe, Frieden, Ehrlichkeit, Achtsamkeit und Mitgefühl geprägt.

Es gäbe keine Kriege, keine Verbrechen, keinen Streit und keine schmerzhaften Erlebnisse. Doch offensichtlich ist dem nicht so, sondern all das dominiert und prägt die Welt und die Menschheit. Sich aus all den Ursachen für Hass, Neid, Eifersucht, Selbstsucht, Gewalt, Machtausübung herauszulösen, ist eine Frage unseres Bewusstseins und unserer inneren Bereitwilligkeit, uns aus den Ursachen dafür zu lösen und diese zu heilen.

Die Energie der Lösung und Befreiung und der Unterscheidung, was ist für uns heilsam und unheilsam, liegt im Bereich des Sakralchakras. Fühlen wir die Härte oder Weiche in diesem Bereich, unsere Bereitschaft immer wieder zu fragen: «**Befinde ich mich auf dem Weg, der mir entspricht, oder will ich bei aller Fülle, die ich mir zugestehe, manches loslassen, weil es mir nicht mehr dient?**» Sagen wir: «*Ja, ich bin bereit, mich aus den Traumen, die ich im Rahmen meiner Sexualität erlebt habe, zu entlassen, um diesen Aspekt verantwortungsvoll, harmonisch und frei zu leben.*» So lassen wir auch dorthin das regenbogenfarbene Licht, das alle Qualitäten des Lichtes umfasst, einfließen, dass Ausgleich herrsche auch in diesem Bereich, und harmonisches Fließen und Lösen von allem, was uns nicht mehr entspricht und was Heilung erfordert, in uns selbst wahrgenommen wird. Lassen wir Töne aus uns, aus dem Bauch heraus entstehen, die uns entsprechen, dass wir die Melodie unseres Lebens in natürlicher Art und Weise in uns spüren und singen.

Schließlich fühlen wir in unsere Basis, unsere Wurzel hinein. Spüren wir unsere Freude hier zu sein, oder unseren Wunsch zu gehen. Auch dies ist legitim, wenn es in vollem Bewusstsein geschieht. Wenn wir geerdet sind, können wir Ausgleich zwischen Himmel und Erde in uns selbst schaffen, die mütterliche Liebe dieser Erde spüren und uns geborgen fühlen: Bei aller Faszination der Gedanken sollten wir nicht vergessen, auch den Baum zu umarmen, das Wesen eines Kristalls zu erfühlen, und uns an der sonnengereiften Frucht zu erfreuen. Spüren wir: «**Wie sehr bin ich mit der Quelle, von der wir alle stammen, verbunden? Wie sehr bin ich mit der Natur und ihren Vorgängen vereint und lasse sie an mir wirken? Erlaube ich der Natürlichkeit in meinem Leben ihren Platz? Fühle ich mich hier zu Hause? Was darf ich loslassen? Welche Verbindung darf entflochten werden, damit ich mich hier ganz daheim fühlen darf?**». Viele, die als ungeliebte Kinder in diese Welt geboren werden, fühlen sich minderwertig, leben im Zweifel an sich selbst und können nicht fühlen, wie sich Urvertrauen und Geborgenheit anspürt. Sie versuchen, die nicht gefühlte Liebe durch Leistung zu erhalten, und sehnen sich oft das ganze Leben nach Aufmerksamkeit, Mitgefühl und Zärtlichkeit, ohne es selbst anderen geben zu können. Sagen wir: «*Ja ich bin ein geliebtes Kind Gottes. Ich gebe mir all die Aufmerksamkeit nach der ich mich sehne, selbst. In Liebe zu mir erfülle ich die Aufgabe, die ich mir gestellt habe auf diesem Planeten.*»

Erst die völlige Aussöhnung mit Vater oder Mutter, das Verständnis, dass sie uns das Erwünschte nicht geben konnten, weil sie es selbst nie erfahren haben, und die schrittweise Verbindung mit der Natur, mit Tieren, die schrittweisen Erfolge in ihrer Entwicklung, lassen uns Vertrauen und Liebe empfinden lernen. Lassen wir regenbogenfarbenes Licht einstrahlen, dass alle Qualitäten, die wir zum Leben und zum Wohlfühlen auf dieser Erde benötigen, an uns zur Erfüllung kommen. So sei es.

DAS WAHRE SELBST

Das Wahre Selbst jedes Menschen beinhaltet viele wunderbare innere Aspekte, deren Erfüllung Lebenskraft und Licht in uns erzeugt.

Bestätigung des Wahren Selbst	
Liebe	Erfüllung
Hingabe	Frieden
Mut	Schönheit
Freude	Bestätigung
Mitgefühl	Vertrauen
Großzügigkeit	Selbstsicherheit
Wertschätzung	Achtsamkeit
Demut	Barmherzigkeit
Aufmerksamkeit	
Das eigene Licht wahrnehmen	

Abbildung 6:
Konservieren der eigenen Energie (2) – Erkenne das Wahre Selbst

Ein Leben nach diesen Grundsätzen erlaubt uns völlige Freiheit und innere Sicherheit, die uns in die Glückseligkeit führt. Die eigene Essenz ist immer von Liebe und Mitgefühl für sich und alles geprägt. Liebe und Mitgefühl erzeugen so viel Wärme und Kraft in uns und führen zu Vertrauen und Selbstsicherheit.

Hingabe und Demut sind nicht Zeichen der Schwäche. Lassen wir die Energie der Demut in uns aufsteigen und fragen wir uns: «Wie fühlt sich Demut an? In welchen Organen oder in welchem Chakra ist für mich Demut zuhause? Lebe ich Demut oder Arroganz? In welchen Situationen meines Lebens kann ich nicht demütig sein?» Demut bedeutet nicht Unterwürfigkeit. Unterwürfigkeit fühlen manche anderen gegenüber, in der problematischen Meinung, andere seien besser, erfolgreicher, wertvoller als sie selbst. Sie unterwerfen sich anderen in der Hoffnung, dass sie unterstützt werden, dass ihnen geholfen wird und dass manches, was sie an anderen so bewundern, von anderen geschenkt wird, doch das ist nicht zielführend. Die eigene Kraft zu leben, die Faktoren, die zu mangelnder Selbstermächtigung führen, zu erkennen und zu heilen ist der passende Weg. Demut hingegen ist die Verneigung vor der Wunderbarkeit der Schöpfung, vor der Ordnung, der Schönheit und Sinnhaftigkeit, die wir alle in uns halten, und die uns manchmal verborgen bleibt. Sich vor dem Wunder Mensch zu beugen und dieses zu ehren und zu achten, das ist Demut, und sich selbst zu sagen: «*Ja, ich verneige mich gerne vor dem göttlichen Funken in mir und in allen.*»

Wenn wir uns also völlig mit einer Idee verbinden, wenn wir uns dem Feuer hingeben, das in uns brennt, der Erfüllung der eigenen Aufgabe, wenn wir uns der Erhabenheit der eigenen und der Schöpfung der Natur hingeben, so zeigt dies ein Anerkennen der Wunderbarkeit in uns selbst und um uns herum, und entspricht dem, was wir wirklich sind. «**Fühle ich das Feuer in mir brennen? Wärmt mich das Feuer, oder zerstört es mich? Lodert das Feuer in mir, oder ist es nur ein Flämmchen?**»

Hingabe ist die Verbindung der Energie des Eigenen mit dem, was um uns herum ist. Haben wir Demut vor der eigenen inneren Schönheit, so werden wir diese achten und ehren, und Freude an uns selbst haben, und die innere Schönheit in anderen wahrnehmen und ehren können. Freude erzeugt Kraft und Energie in uns und lässt uns in unserer Mitte bleiben, auch in Situationen allgemeiner Verunsicherung und Instabilität. Sie lässt uns auch Frieden halten, und uns so auf sicherem Terrain wandeln ohne zu werten oder zu urteilen. Wertschätzung der gesamten Schöpfung gegenüber lässt uns auch unsere eigene Schönheit, unser Wahres Selbst erkennen und die Besonderheit und Bedeutung aller anderen. Diese Wahrnehmung der inneren Schönheit lässt uns sagen: «*Ich kann Vertrauen zu mir fassen, Vertrauen darauf, dass das, was ich empfinde, real für mich ist, dass ich das, was ich empfinde auch umsetzen kann, und dass ich mich auf mich selbst verlassen kann*» (vgl. Meditation 3). Dies will nicht sagen, dass wir unfehlbar sind, denn das ist keiner von uns, sondern dass wir Aspekte an uns selbst in Freude umsetzen. Dies ist auch eine Frage dessen: «**Wie sicher und wohl fühle ich mich in mir? Wie sehr traue ich mir zu, zu ändern, zu formen, zu agieren, selbstbestimmt zu sein? Kann ich in die Eigenermächtigung gehen, ohne auf meinen unmittelbaren Vorteil zu achten?**»

Innere Sicherheit ist energetisch vor allem mit dem Sakralchakra und dem Wurzelchakra verbunden. «**Wie sehr bin ich eins mit Mutter Erde? Wie sehr fühle ich mich auf dieser Welt zu Hause? Wie sehr ehre und achte ich die Möglichkeit hier inkarniert zu sein und in die Geheimnisse meines Lebens eindringen zu dürfen?**» Beantworten wir uns doch diese Fragen, indem wir immer wieder bestätigen: «*Ja, so ist es, ich bin verbunden. So will ich sein. Das will ich empfinden. Das will ich an mir ausstrahlen. So will ich mein Leben leben in Verbindung und Harmonie.*» Das ist nicht Utopie. Wenn wir uns selbst beobachten, dann sehen wir, was diesem Bild, das wir von uns idealerweise haben, nicht entspricht. Wenn wir von der inneren Schönheit sprechen, so hat jeder Mensch Schönheit in sich. Die Aufgaben der Menschen um uns sind vielfältig, und oft nicht von uns deutbar. Wenn etwas unserer Meinung nach nicht unserer inneren Schönheit entspricht, wie Widerstand, Begrenzung, Trennung, Emotionen, Themen und Muster, so sind jedoch dies Aspekte, woran wir arbeiten können, sollen und müssen, um unsere innere Schönheit wieder zu erreichen. Unsere innere Schönheit erschafft unser inneres Licht, und wir werden zu leuchten beginnen.

Dann werden wir auch unseren Seelenauftrag erkennen: «**Was hat mich auf diese Erde geführt? Welche Aufgaben stehen mir bevor? Was habe ich mir für dieses Leben vorgenommen? Welche individuellen Aufgaben hat die Seele für diese Inkarnation vorbereitet?**» Sehen wir in unsere Berufe. «**Sind sie Berufung? Können wir diese leben? Sollen wir lernen? Forschen? Heilen? Neue Wege gehen? Wegbereiter sein? Altes Wissen in dieser Zeit verankern?**» In meditativer Achtsamkeit, in Aufmerksamkeit und Frieden sich selbst gegenüber, gelingt es, solche Fragen zu beantworten, und diese Aspekte in unserem Leben zu erfüllen und erkennen, dass unser aller Aufgabe ist, uns selbst zu heilen in Liebe und Dankbarkeit unserer Schöpfung gegenüber. Dies lässt unsere Lebenskraft stabil sein, erzeugt in uns Energie, die uns glücklich und gesund erhält, und uns zur Aufrechterhaltung unserer körperlichen und geistigen Integrität zur Verfügung steht. Ausreichend Lebenskraft zu haben, erlaubt es, in den Stürmen des Lebens ruhig und sicher zu bleiben, mit den Stürmen zu fliegen, im Auge des Wirbelsturmes zu verweilen, und unsere Frequenz so zu halten, dass die Transformation von niedrig schwingenden Aspekten gelingt. Ein solcher Aspekt, dessen Transformation Energie konservieren hilft, ist das Fallenlassen von Fassaden und Masken.

Wenn wir uns genau beobachten, so werden wir dieser Fassaden und Masken, die wir uns im Laufe der Zeit angewöhnt haben zu tragen, gewahr werden, und Wege finden, sie zu neutralisieren und fallen zu lassen.

FASSADEN – MASKEN

Eine Fassade oder Maske zu tragen bedeutet, mit sich selbst ein Spiel zu spielen, und mit seiner Umgebung: Uns nicht so zu zeigen, wie wir wirklich sind, nicht das auszudrücken, was wir empfinden, nicht authentisch zu sein bezüglich dessen, wie wir sind, sondern uns so zu verhalten, wie wir glauben, sein zu müssen. (Abb. 7)

Muster, Maske	Neutralisation
arrogant	zutraulich, freundlich sein
perfekt	sich der menschlichen Grenzen bewusst sein
erfolgreich	maßhaltend
allwissend	bescheiden, sprechen wenn man gefragt wird, nicht aufdrängen
übertrieben höflich	klar im Umgang
immer hilfsbereit	Grenzen setzend
Glauben, für andere Verantwortung übernehmen zu müssen	Verantwortung überlassen. Andere den eigenen Weg gehen lassen

Abbildung 7: **Konservieren der eigenen Energie (3)**
Fallenlassen von Fassade und Maske hilft Energie zu sparen.

«Präsentiere ich mich anderen gegenüber, so wie ich wirklich bin? Versuche ich, mich vor mir selbst zu verbergen? In welchen Aspekten handle ich anders, als ich tatsächlich bin? Was motiviert mich? Wovor habe ich Angst, nicht ich selbst zu sein? Glaube ich, wenn ich mich so verhalte und präsentiere, wie ich bin, nicht gut genug zu sein?» Wenn wir von uns selbst ein Bild kreieren, indem wir stark und «gut» und nach äußeren Richtlinien perfekt sind, ohne dass wir diese Aspekte tatsächlich in uns empfinden, dann macht uns das nur das Leben schwer, weil das Bild, das wir vorspielen, nicht unserer inneren Realität entspricht. Dieses mühsame Aufrechterhalten verbraucht oft große Mengen an Energie. Wir sollten zu uns selbst ehrlich und aufrichtig sein, Schmerz und Angst wahrnehmen und sagen *«Ja, ich habe Angst und ich akzeptiere, dass ich das gerade so empfinde. Ich stehe dazu, Gefühl oder Emotion zu zeigen. Ich erlaube mir, mich hilflos und schwach zu fühlen, traurig zu sein, und Tränen zu vergießen.»* «**Glauben wir denn, es gibt irgendeinen Menschen, der völlig angstfrei ist, immer in seiner Mitte ruht und in seiner Kraft?**» Jeder Mensch hat bestimmte Ängste. Die Frage ist nur, wie man mit diesen Ängsten umgeht. Wenn wir uns fragen: «**Warum habe ich eigentlich Angst? Wovor habe ich Angst? Wann entsteht meine Angst? Wodurch wird sie ausgelöst?**», dann können wir uns dieser Angst stellen, und ihre Hintergründe aufdecken. Sie wird nicht zu einem Langzeitproblem. Wenn wir aber sagen: «*Ich habe keine Angst*» oder «*Ich will sie nicht wahrhaben*», «**Wovor sollte ich denn Angst haben?**», «*Man hat keine Angst, muss immer stark sein*», dann benötigen wir zur Aufrechterhaltung dieser Situation viel Lebensenergie, die uns zur Gestaltung unseres Lebens und zur Lösung offener Lebensfragen fehlt.

Manchmal ist die Diskrepanz zwischen Sein und Schein so groß und der Verbrauch von Energie so stark, dass es zu einem völligen Zusammenbruch, Burnout, Ausgebrannt sein kommen kann. Wenn wir das, was kommt, schrittweise in uns ansehen und gleich verarbeiten, so wird es uns gelingen, mit dem Lebensfluss Schritt zu halten. Wenn wir viel Angst haben, dann gilt es ganz einfach viel und intensiv daran zu arbeiten. «Will ich aus der Angst heraustreten? Will ich der Lösung dieses Problems tatsächlich mit all meiner Aufmerksamkeit näher kommen, oder will ich darin verharren, weil ich mich daran gewöhnt habe?» Bekräftigen wir in unserem Inneren: «*Ja, ich will. Ich will nicht mehr in einem solchen Zustand leben. Ich halte dies nicht mehr aus. Ich will alles daransetzen, um aus dieser Situation herauszukommen.*»

Arroganz aufrecht zu erhalten, kostet ebenfalls viel Kraft. Arroganz ist unnahbar: «*Ich weiß ohnehin alles. Ich kann alles. Die anderen sind mir egal, weil ich besser, schöner oder reicher bin als andere.*» Fragen wir einmal: «Warum bin ich arrogant, unnahbar? Was hat mich dazu gemacht? Wann äußerte sich diese Eigenschaft? Ist mir meine Arroganz, die mir andere glaubhaft versichern, überhaupt bewusst? Will ich so sein?» Arroganz ist Zeichen innerer Schwäche, eines inneren Mangels, die überspielt und überkompensiert werden. Wenn wir unsere eigene Schwäche anerkennen und annehmen, dann brauchen wir nicht arrogant zu sein. Kein Mensch ist fehlerfrei, jeder hat seine Schwächen. Wenn wir diese nicht an uns wahrnehmen wollen oder können, so können wir sie auch nicht heilen. Zuerst müssen wir sie als das Unsere erkennen, dann erst sind sie für uns heilbar. So verhindern Fassaden und Masken, dass wir uns so sehen, wie wir wirklich sind. Dies ist entscheidend. Wahrheit sich selbst gegenüber ist Voraussetzung, auch zu anderen wahrhaftig zu sein.

Arroganz kann auch zu tun haben mit dem nicht Zulassen können von Nähe: «*Komm mir ja nicht zu nahe, ich halte Nähe nicht aus.*» Die Ursache dafür, dass wir Nähe nicht aushalten, kann sein, dass wir einmal oder oft Nähe zugelassen haben, und in dieser Nähe enttäuscht, gedemütigt oder verletzt wurden; dass wir durch das Geben, durch das Gewähren von Nähe Schmerz erfahren haben, und dieses Erlebnis führte in uns zur Reaktion: *«Bleib weg von mir! Ich will nichts zu tun haben mit der Nähe zu anderen Menschen, weil es mich wieder verletzen könnte. Ich könnte wieder getäuscht oder gedemütigt werden.»* Dies drückt sich eben durch Angst aus, Angst vor Nähe. Wenn wir merken, dass wir Angst vor Nähe haben, können wir uns dies anschauen: **«Woher kommt diese Angst, wodurch ist sie ausgelöst? Wodurch habe ich meine Selbstsicherheit, meinen Mut verloren?»** Der erste Schritt ist anzuerkennen, dass diese Angst vorhanden ist und dass sie Heilung benötigt. Wenn wir dies zugeben, so können wir schauen, woher sie kommt. Dann werden wir erkennen, dass es irgendwann eine Situation gab, die sich zum Beispiel gravierend in einer früheren Inkarnation ausgewirkt hat. Vieles, was wir schmerzhaft in diesem oder früheren Leben erfahren haben, muss uns wieder bewusst werden, damit wir es bearbeiten können. Wenn wir wissen, warum es so war, so können wir sagen: *«Ach so, deshalb bin ich so: Ich habe alles gegeben, weil ich Nähe gesucht habe und dann landete ein Messer in meinem Rücken, oder ich wurde verkauft oder verraten, als ich mein Herz geöffnet habe. Oder mein Wissen wurde missbraucht, weil ich vertrauensvoll war.»* Wenn wir erkennen, dass es sich nur um eine abgespeicherte Erinnerung handelt, die noch in unserem Energiesystem vorhanden ist, können wir diese Emotion, die Enttäuschung über den Verrat loslassen, indem wir anerkennen, vergeben und lieben, was immer es war und wie weh es auch immer getan hat, und uns mit alledem versöhnen. Vergessen wir nie: Wir leiden unter unserer Angst, unter unserem Schmerz, niemand anderer. Es macht ja keinen Spaß arrogant zu sein. Wenn wir arrogant sind, können wir die Nähe nicht leben – und im Grunde des Herzens suchen wir doch alle Nähe. Wir brauchen Nähe zu anderen und auch Nähe zu uns selbst.

Arroganz besteht auch, wenn wir die Nähe zu uns selbst nicht finden, denn dann verschließt sich das Herz und damit der Zugang zum Gefühl für uns selbst. Wir werden uns selbst gegenüber unnahbar und richten unsere Aufmerksamkeit auf die materiellen Aspekte des Lebens und vernachlässigen uns auf der gefühlsmäßigen Ebene. So ist es ein guter Weg, um sich aus der Arroganz zu lösen, dass wir Vertrauen in uns wiederbekommen, und innere Wunden durch dieses Vertrauen annehmen, und der Heilung zuführen. Die Aufdeckung unserer Fassaden und unserer Masken stellt eine ausgezeichnete Möglichkeit dar, mehr über uns selbst zu erkennen. Dazu müssen wir genau und neutral, vorurteilsfrei hinschauen wollen, und manchmal fehlen uns eben dazu Kraft und Mut.

Ein anderes Muster ist die Perfektion: «*An mir ist alles perfekt. Es muss alles perfekt sein, alles sauber. Ich akzeptiere an mir nur Perfektion. Ich mache keine Fehler. Ich weiß immer, was zu tun ist. In meiner Wohnung ist kein Stäubchen Schmutz.*» Sind wir uns dessen bewusst, dass all diese Muster, all diese Masken, die wir tragen, ihre Ursachen haben, so werden wir sie auch ansehen und die Ursachen analysieren. Perfektion ist ein starres Korsett, in das ein Leben eingepresst wird, das nur neutralisiert werden kann, indem wir die eigenen Grenzen anerkennen, Maß halten, und in Vertrauen zu uns, das starre Korsett ablegen. Wie sehr leiden viele unter dem Druck, den sie sich selbst auferlegen, erfolgreich und perfekt sein zu müssen. Psychodynamisch steht als Ursache auch hier häufig das Gefühl des Mangels dahinter, Angst vor Versagen, oder die schon in der Kindheit bestehenden und übernommenen Verpflichtungen und Aufgaben, die oft gar nicht altersgemäß waren. Ausgleichendes Verhalten ist: Maß halten, sich Schwäche erlauben, Vertrauen in die gottgegebenen Gaben haben, und aus dem Gefühl des nur durch Leistung erzeugten Selbstwertes auszusteigen.

Zur Lösung solcher Muster und Fassaden ist es nicht unbedingt nötig, in frühere Leben zu gehen. Man kann sich durchaus auch sagen: «*Ich arbeite einmal an der Oberfläche, und achte darauf, diese Maske zu neutralisieren. Ich arbeite mit Affirmationen, um entsprechende energetische Bahnungen vorzunehmen. Dann kann sich das Muster auflösen, und wenn es nicht zu tief sitzt, dann kann durch meine innere Arbeit und Selbstbeobachtung Heilung geschehen.*» Bei gravierenden Aspekten, die stark prägen und belasten, wird es jedoch nötig sein, in die Tiefe zu gehen. Wenn man an sich wochen- oder monatelang intensiv arbeitet und das Thema trotzdem nicht in den Griff bekommt, dann ist es höchstwahrscheinlich genetisch determiniert, an die emotionale DNA fixiert, und benötigt andere Zugänge. (vgl. Meditation 5)

Vorgeben allwissend zu sein, auf alles eine Antwort zu wissen, lässt sich häufig mit Betonung auf Bescheidenheit neutralisieren. Sich selbst zurücknehmen, die Meinung anderer akzeptieren, sich mit dem Eigenen nicht aufdrängen, sind wirkungsvolle Heilschritte.

Übertriebene Höflichkeit verbirgt oft die Angst vor Ausgrenzung, Alleinsein und Konflikt. Es kann die Haltung widerspiegeln gefallen zu müssen, nicht anecken zu wollen. Erkennt man nun das eigene Defizit und arbeitet man am eigenen Selbstwert, an der Natürlichkeit des eigenen Seins und Verhaltens, und bemüht sich um einfache Klarheit im Umgang, so wird sich auch dieses Muster aus uns lösen.

In vielen Heilberufen sind Menschen tätig, die kontinuierliche Hilfsbereitschaft repräsentieren und signalisieren, die bis zur Selbstaufgabe dienend helfen wollen und den Blick nicht mehr auf das Eigene lenken können. Dabei ist die volle Aufmerksamkeit auf andere gerichtet und das Eigene vernachlässigt. Grenzen setzen, sich bewusst sein, dass jeder Mensch den eigenen Lebensweg erfüllen darf und muss, und auch Verantwortung für die Entwicklung seines eigenen Lebens hat, können zur Aufgabe dieser Opferrolle führen. Sich in der eigenen Aktivität zurücknehmen, Maß halten und einen klaren Blick gewinnen, werden helfen, diese Maske fallen zu lassen, und das Augenmerk wieder verstärkt auf die eigene Entwicklung zu lenken. Weniger tun und mehr nach dem Wahren Selbst sein, ist hier ein passender Wahlspruch.

Meditation 5 —
Fassaden, Masken, alte Verträge und Schwüre

Schließen wir die Augen und atmen wir tief und ruhig, bis wir in einen Rhythmus kommen, der uns in unsere Stille bringt, und öffnen wir beim Ausatmen ein wenig den Mund, und blasen die Luft durch den halb geöffneten Mund wieder hinaus, dass tiefe Entspannung in uns eintreten kann. Erden wir uns. Verbinden wir uns mit der mütterlichen Kraft von Mutter Erde, und kommen wir zur Ruhe. Stellen wir uns in einem Haus einen langen Gang vor, und am Ende des Ganges eine Wendeltreppe. Diese Wendeltreppe führt uns in die Tiefe, in die Tiefe von uns selbst. Lassen wir dies ganz einfach zu, beginnen wir nicht zu denken, und uns nicht zu wehren, sondern akzeptieren wir an uns, dass wir über die eine oder andere Grenze hinaustreten müssen, um nicht Alltägliches, an uns bisher Unbekanntes, in uns selbst zu erfahren. Hier geht es nur um uns, es geht darum: «**Was trage ich für Masken? Welche Fassade habe ich mir gegeben? Welche alten Schwüre und Verträge binden mich, dass ich nicht frei, sondern gefangen bin, wie mit unsichtbaren Fesseln?**» Und gehen wir diese Wendeltreppe langsam hinunter, bis wir in uns selbst in unserer Tiefe ankommen. Lassen wir uns Zeit und eröffnen wir diesen Raum in uns, den wir ausweiten, und in dem unser Bewusstsein Platz nimmt, in dem das Bewusste das Unbewusste trifft, und sehen wir hin. Fühlen wir hinein und sehen wir die Masken, die wir tragen: «*Ich muss immer stark sein. Ich will meine Gefühle nicht zeigen. Ich will immer Recht haben. Ich brauche niemand anderen als mich. Ich flüchte mich in meine Schwäche, in meine Angst, in meine Unfähigkeit. Sehen wir unsere Fassaden an: Ich bin unnahbar, muss alles besser wissen. Ich kann auf alles verzichten. Ich kümmere mich nur um andere Menschen. Nur andere sind mir wichtig. Ich brauche nichts außer meinem Beruf.*» Spüren wir hinein, ob nicht noch ganz andere Masken, ganz andere Fassaden in uns aufsteigen, die unser bewusstes Wesen, unser Leben bestimmen, und mit denen wir uns selbst und anderen etwas vorspielen, was wir nicht sind. Dann halten wir die eine oder andere Fassade in uns fest, und schwingen wir uns hinein in die Frage: «**Was hat mich dorthin gebracht? Was war es? Was hat es ausgelöst? Warum bin ich so? Was hat mich zu dem gemacht, der ich bin, dass ich diese Maske oder diese Fassade trage?**» Bitten wir Gott in diesem Augenblick um die Gnade der Erleuchtung und um die Gnade, Zugang zu unserem Unterbewusstsein zu bekommen, damit uns die Gründe erhellt werden, die Ursachen für das, wie wir sind. Dies sind heilige Augenblicke, in tiefer Kommunion mit uns selbst Erfahrung sammeln, Erkenntnis gewinnen. Lösen wir uns aus jeder vorgefassten Meinung. Lösen wir uns aus jeder Erwartung, wollen wir nicht etwas für uns Wohltuendes, Angenehmes sehen, sondern lassen wir die Antworten aus dem Unterbewusstsein aufsteigen. Ja, das kann schon Übung erfordern. Das braucht vorurteilsfreies Hinwenden zum eigenen Selbst. Werten wir kein Bild, das kommt. Urteilen wir nicht über uns oder andere, und empfinden wir nicht Schuld oder Scham, sondern akzeptieren wir Erfahrung, und erbitten wir Lösung und Heilung der Ursachen, damit wir unsere Masken und unsere Fassaden ablegen können.

Dann suchen wir in uns längst vergangene, abgeschlossene Verträge und gegebene Schwüre. Suchen wir nach Insignien alter Macht oder nach Zeichen, die mit unseren einstigen Funktionen zu tun hatten. Bitten wir um Information. Bitten wir, dass wir unsere Schwüre oder Ängste sehen, oder unsere großen Ringe, unsere Panzer, unsere Soutanen, Zeichen unserer einstigen Macht oder Ohnmacht. Sehen wir die Ketten, die wir getragen haben, und das Brandmal der Sklaven. Wenn wir es sehen, dann bitten wir darum, dass wir die Lebensumstände, aus denen diese Insignien stammen, diese alten Zeichen stammen, erkennen, um Einblicke in unser jetziges Verhalten und Sein zu gewinnen, und dann sehen wir uns an, und gleichen all das, was wir erlebt haben, aus, indem wir den Sinn anerkennen, lieben und vergeben oder um Vergebung bitten.

Gehen wir zurück und heilen wir die alten Erfahrungen oder Entscheidungen in dem Augenblick, in dem sie entstanden sind. Fühlen wir den Schmerz, den wir verursachten, und den, den wir erlitten. Ziehen wir die Soutane aus, und lösen wir den Schwur der Askese, der Keuschheit, der Unterwürfigkeit, des blinden Gehorsams, und was auch immer es gewesen sein mag. Lösen wir durch unsere Intention den Schwur auf, lösen wir die alten Verträge, damit wir frei werden, und tun wir dies mit unserer ganzen Kraft, die wir haben. Bekräftigen wir: «*Ja, das will ich. Dafür stehe ich. Es soll so sein zu meinem Wohl und dem Wohle aller.*» Dann danken wir für die Begegnung mit uns selbst. Bedanken wir uns für die Bilder, für die Information, die wir bekommen haben, und danken wir für den Beistand aller derer, die uns energetisch begleitet haben und uns mutig genug gemacht haben, all dies zu sehen, zu bearbeiten und zu heilen.

Dann gehen wir langsam aus dem Inneren über die Wendeltreppe wieder hinaus aus unserem Inneren. Atmen wir bewusst all das ab, was wir erfahren haben, damit es aus unserem Energiekörper völlig verschwindet. Dann werden wir Erleichterung verspüren, Leichtigkeit, Freude, Gelassenheit, und wir werden einen solchen Gang in unser Inneres wiederholen, um zu sehen, was vom letzten Mal noch zurückgeblieben ist, bis wir uns mit uns selbst völlig wohlfühlen, bis wir in unserer Mitte sind, in unserer Ausgeglichenheit, unserer Fülle, unserem Frieden. Alles ansehen können, wie es ist, alles lieben, achten und wertschätzen – uns und alles, und doch unterscheiden. So sei es.

BLOCKADEN

Eine innere Blockade ist dadurch gekennzeichnet, dass die Energie nicht mehr frei fließen kann und so Turbulenzen entstehen. Alles in unserem Energiekörper fließt, schwingt und ist kontinuierlich in Bewegung. Die ungehinderte Energieausbreitung erzeugt in uns Wohlgefühl, innere Sicherheit und Freude. Das Erlebnis schmerzhafter Situationen kann durch innere Blockaden angezeigt werden. Sie sind ein wichtiger Hinweis darauf, mit welchem Thema Beschäftigung nötig ist, und wo innere Heilung ansteht. (Abb. 8)

Demütigung	Mangel
Unsicherheit	Wertlosigkeit
Angst	Hilflosigkeit
Schmerz	Unfähigkeit
Trauer	Zurückweisung
Verlassen werden	Einsamkeit
Scham	Verweigerung
Enttäuschung	

Sich seiner Selbst in der eigenen Schönheit bewusst sein.

Abbildung 8:
Erkennen wir energetische Blockaden an uns:
entstanden durch schmerzhafte Gefühle und Emotionen
aufgrund von Erfahrungen und Erlebnissen.

Häufig werden uns bestimmte Aspekte, durch andere, oft durch Partner oder nahe Anverwandte gespiegelt. Immer jedoch haben diese Aspekte bestimmte Ursachen. Das Verharren in schmerzhaften Blockaden entzieht uns Lebensfreude, und führt schrittweise zu einem Energieverlust, der sogar bis ins Burnout führen kann. Natürlich ergreifen wir in solch schmerzlichen Situationen Maßnahmen, die unser Leben erträglich gestalten helfen, schließlich müssen wir ja mit uns selbst leben und mit uns auskommen. Wir reagieren nach außen in unserem Verhalten oft ohne die Aspekte, die zu unseren inneren Belastungen führen, von Grund auf anzusehen, zu analysieren, hineinzufühlen und zu heilen. Solche Energieblockaden können sich schließlich an physischen Organen manifestieren, wenn sie nicht geheilt werden. Durch äußere Trigger, auslösende Ursachen, kommen uns Blockaden über das Resonanzprinzip zu Bewusstsein. In Form von bestimmten Verhaltensmustern werden wir immer wieder mit unserem Inneren konfrontiert, bis wir nach der Ursache dieser oft so schmerzhaften Zustände suchen. Wir dürfen nicht außer Acht lassen, dass wir den Grund für die inneren Blockaden in uns selbst tragen, und uns dies bewusst machen müssen. Wiederum erheben sich viele Fragen: «Warum empfinde ich bestimmte Verhaltensweisen anderer als demütigend? Was geht hier in mir vor? Warum lasse ich zu, so zu empfinden? Warum lasse ich mich kränken? Fühle ich nicht, dass dies nur mir selbst weh tut? Warum bin ich verletzlich? Nehme ich nicht wahr, dass andere mir nur den Spiegel vorhalten? Was darf ich heilen an mir? Warum schäme ich mich, nicht so schön oder erfolgreich zu sein wie andere? Erkenne ich nicht, dass mein jetziger Zustand, körperlich und energetisch, genau meine Lernaufgabe darstellt? Warum kann ich mich nicht dagegen wehren, über mich unglücklich zu sein? Warum leide ich so sehr unter mir? Warum macht es mich so unglücklich, so zu sein, wie ich bin? Warum kann ich mich aus diesem Kreis nicht lösen?» Über alle diese angeführten Aspekte auf Abbildung 8 ließen sich ähnliche Fragen stellen. Suchen wir aus dieser Liste das, was uns selbst betrifft, und gehen wir mit uns in tiefe Verbindung, um uns diese Fragen zu beantworten.

Erkennen wir unsere Blockaden an. Sie gehören zu uns. Wir selbst haben sie kreiert. Sie sind als Reaktion auf unsere Prägung entstanden, und wir müssen sie nicht behalten. Wir können, ja wir müssen sie heilen, um in unsere Lebensfreude zu gelangen.

Nehmen wir durch schrittweise Beschäftigung wahr, dass dies energetische Abspeicherungen, Prägungen sind, die nur wir selbst an uns heilen können. Das ist der Weg, der zu gehen ist. Etwas in uns lässt zu, dass wir uns gedemütigt, zurückgewiesen, hilflos, unsicher und traurig fühlen, oder dass wir Angst, Scham und Einsamkeit empfinden. Die Gründe ihres Entstehungsmechanismus gilt es aufzuklären. Es will auch aufgeklärt werden, sonst würde es sich ja nicht an unserer Bewusstseinsoberfläche präsentieren. Wir können aus all dem heraustreten, wenn wir den Mangel an Liebe zu uns, an Stärke, an innerer Kraft und Sicherheit, eigener Wertschätzung und Achtung wahrnehmen, anerkennen und an diesem Mangel arbeiten, ihn ausgleichen und uns so selbst heilen.

NEUTRALISIEREN

Die innere Heilung, der Weg in Lebensfreude, Glückseligkeit und Vollendung, erfordert ein intensives Kennenlernen und Beantwortung der Fragen: «Wie funktioniere ich eigentlich in meinem Inneren? Welche unbewussten Abwehrstrategien verfolge ich, wenn ich mich einem Thema nicht stellen will? Welche sind meine ungelösten Aspekte? Wo befinde ich mich auf der Flucht vor mir selbst, vor meiner Wahrheit? Wo gehe ich mit mir in den Schatten? Warum habe ich nicht ausreichend Mut, mich mit bestimmten Aspekten in mir auseinanderzusetzen?» Eine Möglichkeit, wie wir auf unsere inneren Herausforderungen reagieren können, ist die Neutralisation. (Abb. 9): Darunter versteht man den Ausgleich schmerzhafter, belastender Haltungen mit ihrem Gegenteil.

> 1. Verleugnen: Da sein lassen
> 2. Langeweile: maßvolle Aktivität
> 3. Drogen: sich kontrollieren
> 4. Aggression – Depression: Ausgeglichenheit
> 5. Schuld: Unschuld
> 6. Eifersucht: Selbstwert
> 7. Betrügen: ehrlich sein
> 8. Müdigkeit: Energiearbeit
> 9. Kritik: Vertrauen
> 10. Rebellion: innerer Frieden
>
> Sich seiner Selbst in der eigenen Schönheit bewusst sein.

Abbildung 9:
Neutralisieren von Widerstand und Abwehr hilft Energie zu sparen.

VERLEUGNEN

Verleugnen wir die Bedeutung der gesamten eigenen Lebenssituation oder Teile von ihr, so entsteht dies entweder aus Unvermögen oder Unwissenheit, aus Mangel an Selbstbeobachtung und Selbstreflexion oder aus Angst, Aspekte und Inhalte des eigenen Lebens so anzusehen, wie sie sind. Ein erster Heilungsschritt ist Ehrlichkeit, Neutralität uns selbst gegenüber und das Bewusstsein, dass nur ein Schritt in die Klarheit zur Lösung führen kann. «Stehe ich zu meiner Lebenssituation, so wie sie ist? Akzeptiere ich alles, was ich erlebe, als Meines, an dem ich Anteil habe? Will ich mich wirklich ändern? Wenn Ja: in welche Richtung? Will ich in die Ehrlichkeit zu mir selbst kommen? Suche ich nach Ausreden und Erklärungen?» Langsames, behutsames Konfrontieren mit einer Situation, schrittweise Entwicklung der eigenen Werte, das Vertrauen in mein ICH BIN helfen, Freude an sich selbst zu erfahren, um schließlich mehr und mehr zu sich selbst zu finden, sich selbst nahe zu kommen.

LANGEWEILE

Langeweile ist ebenso ein Fluchtverhalten, das oft Enttäuschung über die gesamte eigene Lebenssituation zum Inhalt hat. Langeweile kann auch Interesselosigkeit am eigenen Selbst ausdrücken, Selbstverleugnung oder auch mit Kraftlosigkeit zu tun haben. «Bin ich wirklich interessiert an mir? Stelle ich mich ins Zentrum meines Interesses? Bin ich ausreichend kraftvoll, um mich auf mich selbst gut konzentrieren zu können? Lenke ich ausreichend Aufmerksamkeit auf mich? Was hindert mich, für mich einzustehen und Flagge zu zeigen?» Auch hier steht dieser Gang in die Inaktivität dem wahren Erkennen des eigenen Seins im Wege. Bewegungen hin zur maßvollen Aktivität auf allen Ebenen, besonders auch körperlich sind erste Schritte. Beschäftigung mit Themen oder Unternehmungen, die Freude bereiten, erlauben ein Wiedererlangen des Bewusstseins, dass nur das Aufgeben selbstauferlegter, behindernder oder schmerzhafter Positionen Änderung bewirken kann. Interesse und Vertrauen an den eigenen Fähigkeiten werden so schrittweise geweckt, um diesen oft lähmenden Inaktivitätszustand an sich selbst zu heilen.

SUCHT

Das Verwenden von Drogen, die Flucht in die Sucht zeigt oft mangelndes Vermögen, sich mit der Problematik des eigenen Lebens auseinanderzusetzen und sie zu meistern. Im Wort Sucht steckt nicht umsonst die Suche. Es entsteht die Gefahr des Abgleitens in die völlige Abhängigkeit. Hier wird je nach Schweregrad des Verhaltens, ohne tatsächliche Auseinandersetzung mit den Ursachen, die Heilung von diesem Suchtverhalten nicht möglich sein. Häufig sind schwerwiegende Erfahrungen im Laufe der Inkarnationen so schmerzhaft, dass in der Flucht, in der Verleugnung, der einzige Ausweg gesehen wird. Die schrittweisen organischen Auswirkungen von längerer Einnahme von Drogen sind ein zusätzlicher erschwerender Faktor, der die Innere Heilung erschweren kann, besonders wenn die physischen Auswirkungen das Gehirn betreffen. Die Schaffung neuer innerer Werte steht bei der Bewältigung der Sucht im Zentrum. Nehmen wir die Sucht für Nikotin: Oft stellt dieser Stoff die einzige empfundene Freude im Leben der Betroffenen dar. Es gilt also, eine andere Freude zu suchen und zu finden, bevor durch geeignete Maßnahmen eine Lösung von Nikotin möglich ist.

Meditation 6 — Abhängigkeit und Sucht

Suchen wir uns einen ganz geschützten Platz, an dem wir zur Ruhe kommen können. Bereiten wir den Raum mit Energien wie Erkenntnis, Mitgefühl, Friede, Barmherzigkeit, Verbindung und Liebe, und verankern wir diese Energien. Verankern wir noch andere, die uns in den Sinn kommen, damit wir Zugang bekommen zu einem Aspekt an uns, der uns unfrei macht, zu einem Aspekt in uns, der uns die Frage beantwortet: «Wonach suche ich?» und in weiterer Folge «Wo habe ich das, wonach ich suche, verloren?». Immer müssen wir zuerst Auskunft bekommen über die Art des Mangels, über die Bedeutung des Defizits, bevor wir die Frage stellen «Woher kommen der Mangel und das Defizit? Wo habe ich das, was zu diesem Mangel und Defizit führt, verloren? Warum hab ich es nicht mehr?» Sind wir uns gewiss: «*Wir können den Mangel immer identifizieren, weil er in uns ist. Wir haben Zugang zu allem in uns, und wir können auch identifizieren, wie dieser Mangel entstanden ist, wenn wir ausdauernd intensiv an uns arbeiten.*» Unser Körpergedächtnis hat all das, was im Zusammenhang mit dem Suchtverhalten steht, abgespeichert und wir sind in der Lage, dieses Gedächtnis aufzurufen und den Inhalt abzurufen.

Manches mag sich in uns sträuben, wenn wir dies hören, weil wir es nicht für möglich halten, und uns diese Fähigkeit nicht zutrauen. Dennoch: «*Stellen wir uns selbst in den Mittelpunkt unseres Lebens. Bauen wir Vertrauen zu uns selbst auf. Richten wir unsere ganze Aufmerksamkeit und alles, was wir haben, darauf, uns selbst zu heilen, dann wird es uns gelingen, solche Fragen zu beantworten und Heilung zu erreichen. Das ganze Universum, Gott unterstützt uns bei all diesen heilsamen Vorgängen in uns selbst.*» Das Göttliche ist auf unserer Seite. So gehen wir mit uns in eine tiefe Kontemplation. Spüren wir die Energien, die wir verankert haben, und atmen wir tief und ruhig, bis es ganz still in uns wird. Spüren wir, wie verankerte Energien uns verändern, lassen wir uns von ihnen berühren, spüren wir in uns hinein: «**Wonach suche ich in meinem Leben, und wie drückt sich dies aus? Wovon bin ich abhängig, und wie drückt sich das aus?**» Und manche von uns werden sagen: «*Ich bin gar nicht süchtig.*» Und für diese ist diese Meditation auch nicht geplant, und doch gilt es genau hinzusehen und hinzuspüren: «**Gibt es nicht doch Abhängigkeiten? Bin ich ganz frei in meinem Handeln? Habe ich Erwartungshaltungen?**» Beginnen wir mit diesen. Fragen wir uns: «**Bin ich abhängig von der Kraft anderer, abhängig vom Lob, abhängig von der Liebe anderer?**» Und wenn wir dies empfinden und in unseren Energiekörper spüren, wo diese Abhängigkeit gelegen ist, und welcher Mangel sich dahinter verbirgt, dann finden wir unschwer in das Herz. Wir sind deshalb von diesen Aspekten anderer abhängig, weil wir einen Mangel besitzen, und weil wir glauben, uns das, wonach wir suchen, nicht selbst geben zu können. Richten wir unsere Aufmerksamkeit auf das Herz, spüren wir einmal nur die Liebe zu uns, sagen wir uns leise vor: «*Ich liebe mich. Ich achte und wertschätze mich. Ich bin mir treu. Ich vertraue mir. Ich stehe zu mir, was auch immer ist. Ich verzeihe mir*». Spüren wir in uns hinein, was dies mit unserem Energiekörper macht. «**Kann ich dies überhaupt sagen? Kann ich aus dem Herzen sprechen?**»

Nehmen wir ein anderes Beispiel. Es gibt Menschen unter uns, die suchen Unfrieden, und sind nur dann glücklich, wenn sie Unfrieden stiften können. Es gibt solche, die sprechen schlecht hinter anderen, solche, die sind intrigant, hinterhältig, Besitz ergreifend, übervorteilend. Dies entspricht ihrer Grundhaltung. Sie haben ihren Frieden, ihr Vertrauen, ihre Treue zu sich selbst verloren, und halten sich durch ihr Sein den eigenen Spiegel vor. Fragen wir: «Wo ist mein innerer Friede geblieben? Wo ist mein Vertrauen zu mir – mein Selbstvertrauen – verloren gegangen und wie kann ich es wieder gewinnen?» Es gibt solche, die brauchen Führung in Gedanken, sind abhängig davon, dass ihnen andere sagen was sie zu tun haben. *«Ich habe das Vertrauen in mich selbst verloren, ich habe die Fähigkeit verloren, mich zu führen, die Bereitschaft zu entscheiden und zu vollenden.»* Das also, was die Ursache für die aufgezählten sehr schmerzhaften Aspekte ist, ist ein Mangel, ein bereits erfolgter Verlust. Wenn wir tief mit uns verbunden sind, und einmal diesen Mangel identifizieren, und darum bitten, dann werden wir auch Antwort auf unsere Frage bekommen, «**Wo ist dieser Mangel entstanden? Was hat mich in diesen Mangel geführt, und wie kann ich diesen Mangel ausgleichen?**» Wenn uns das bewusst wird, dann wird uns auch ein Licht aufgehen, und wir werden sagen: *«Ich muss gar nicht schlecht hinter anderen sprechen. Ich kann mir selbst vertrauen, und mir selbst sagen, wo ich hingehen will. Ich kann mich selbst führen. Ich kann Frieden halten und muss nicht, um von mir selbst abzulenken, andere beschuldigen.»*

All dies heißt nicht, dass wir uns nicht freuen sollen, wenn uns jemand liebt, wenn uns jemand lobt, wenn er glücklich mit uns ist. Diese Freude damit gehört zum Glücklichsein von uns Menschen. Dieses Verhalten ist zutiefst natürlich. Ein Problem beginnt dann, wenn wir abhängig davon werden und von anderen erwarten, dass sie Mangel und Defizit für uns ausgleichen. Spüren wir tief in uns hinein, welche Aspekte auf uns zutreffen. Es gibt deren unzählig viele. Spüren wir in Augenblicken tiefer Entspannung: «**In welchen Bereichen** hätte ich mich gerne anders? Was will ich an mir ändern? **Was an mir macht mich nicht glücklich?**», und stellen wir für uns fest: *«Ich will mich heilen. Ich will das ändern, ich will mich anders haben als bisher.»* Haben wir Vertrauen in gutes Gelingen bei dieser inneren Arbeit. So sei es.

ABHÄNGIGKEIT

Nehmen wir Abhängigkeiten auf anderer Ebene her, Drogen, Alkohol, Nikotin, offensichtliche Süchte so wie die Suche nach ständig wechselnden Partnern, die Sucht zu stehlen, die Sucht zu essen, die Sucht zu kaufen. Machen wir uns bewusst, dass all dies nicht schuldhaft ist, dass all diese Verhaltensweisen ihre Ursachen haben, manchmal sehr komplexe, und die Aufdeckung dieser Ursachen auch sehr fordernd sein kann. Sucht hat, wie oben gesagt, mit Suche zu tun. Selbst wenn wir damit nicht konfrontiert sind, verbinden wir uns mit dieser Energie der Suche. «Wonach bin ich auf der Suche? Was kann ich nicht ertragen?» Häufig können Menschen mit Süchten, die bewusstseitsverändernd sind, ihr tatsächliches Leben, ihr tatsächliches Sein nicht ertragen, sondern flüchten sich in die von Drogen induzierte Scheinwelt. Die Frage ist: «Empfinden sie Schuld? Empfinden sie Versagen? Empfinden sie Schmerz über Taten, die sie früher begangen haben? Womit wird ihr Inneres nicht fertig, dass sie in eine andere Welt flüchten müssen?»

In diesem Zusammenhang sollten wir uns auch immer bewusst sein, dass auch manche, die viel meditieren, in eine andere Welt flüchten wollen, weil sie mit bestimmten Aspekten ihres Lebens nicht fertig werden. Auch die Flucht in die virtuelle Welt von Computerspielen sei hier genannt. «Wovor flüchten wir? Warum stehen wir nicht dazu, wie etwas ist, und setzen uns nicht damit auseinander, wie es ist? Haben wir es verlernt, zu vertrauen, dass wir uns heilen können? Haben wir verlernt, den Zugang zu unserem Selbst offen zu halten, ihn zu pflegen und ihn auch zu benützen?» Um Antwort auf diese essentiellen Fragen zu bekommen, spüren wir in diese Gedanken hinein. Sagen wir uns: «*Ja, ich will es wissen. Ich will mich dem nähern. Ich will in mich schauen, so lange bis es mir klar ist, warum ich mich so verhalte und nicht anders.*» (siehe Meditation: Abhängigkeit und Sucht.)

In diesem Zusammenhang sei noch auf eine energetische Technik hingewiesen, die seit langem bekannt ist, und uns Kraft und Mut verleihen soll, um uns den offenen Fragen unseres Lebens zu stellen.

Meditation 7 — Kundalini

Atmen wir ruhig und tief, und richten wir unsere Aufmerksamkeit auf das Eigene, auf das, was uns ausmacht, auf das, was unser Innerstes betrifft, auf unser Bewusstsein. Es gibt uns die Möglichkeit, uns selbst kontinuierlich neu zu erschaffen, bewusst, in ständigem Wechsel aufzubauen, und loszulassen, zu integrieren, und uns zu lösen, bewusst wahrzunehmen, und unsere Heilschritte zu gehen. Kommen wir ganz bei uns an. Spüren wir, dass alles in uns abgespeichert ist. Spüren wir, dass unser Mikrokosmos zu uns gehört, dass wir die Meister unseres Mikrokosmos´ sind, wenn wir einmal strahlend aus unseren Abhängigkeiten herausgetreten sind, und in völliger Eigenverantwortlichkeit unsere Schritte setzen.

Nun richten wir unsere Aufmerksamkeit auf unseren Beckenboden. Spannen wir den Beckenboden leicht an, heben wir ihn, und verbinden wir uns mit dem Bewusstsein, dass sich in diesem Bereich eine Kraftquelle befindet, die uns – wann auch immer wir wollen – zur Verfügung steht, uns zu nähren. Spüren wir in unserer Stille eine kreisende Energie in unserem Unterbauch, zu deren Wahrnehmung es nur unsere Aufmerksamkeit, die wir diesem Prozess widmen, benötigt. Spüren wir die Qualität dieser Energie. Jeder von uns spürt dies subjektiv, wie es ihm oder ihr entspricht. Manche werden sie weich und angenehm empfinden, wie ein bei sich selbst Ankommen, andere, die direkt vor sich einen Schritt zu gehen haben, werden sie als drängend und fordernd empfinden, manche als Fülle und Nahrung spendend, als eine Energie, die sie zu sich selbst führt. Wir brauchen diese Energie nicht zu lenken, sie «weiß» was sie tut. Spüren wir in uns hinein, lassen wir dieses Fühlen zu seinem Recht kommen. Unser Verstand wird diesen Prozess nur mitverfolgen können, kann ihn jedoch nicht verstehen. Erst wenn wir unsere mentale Ebene kultiviert haben, wird sie diesen Prozess durch Zweifel und Misstrauen nicht mehr stören wollen.

Nun erhöhen wir unsere Aufmerksamkeit auf unseren Beckenboden, lassen wir diese Schlangenkraft schrittweise in uns aufsteigen. Sehen wir mit unseren inneren Augen, wie die Schlange ihren Kopf hebt, wie sie sich langsam entrollt. Fühlen wir, wie sie ganz einfach da ist, und entlang der Wirbelsäule hochsteigt bis in unser Scheitelchakra. Diese Schlangenkraft führt uns in die Einheit. Sie ist nicht polar, sie steigt in unserer Mitte hoch. Nehmen wir diesen geänderten Bewusstheitszustand und Energiespiegel in uns wahr. Spüren wir die Reaktion unserer Krone, wie sie uns ganz still macht, und mit all dem Verbindung schafft, was uns von Gott, vom Universum angeboten wird. Spüren wir, wie wir uns selbstbewusst die Einwilligung geben, dass sich das, was diese Verbindung verhindert, auflösen darf, wie sich die Codes, die die Verbindung zu unserem Höheren Selbst belastet haben, auflösen und sich verabschieden, wie alt sie auch immer sind und wie lange sie auch immer diese Verbindung blockiert haben. Fühlen wir in dieser hohen Schwingung, in der wir uns befinden, durch welche Aspekte wir uns selbst begrenzen, uns tatsächlich als Töchter und Söhne Gottes zu fühlen, als Eines, unabhängig von unserem physischen Geschlecht. Erlauben wir, dass die Mystik dieser Energie zu unserer gelebten Wirklichkeit wird. Schwingen wir lange in diesem Zustand, dass wir als Schöpfer in unserem Universum aus all den vorhandenen Möglichkeiten das aussuchen und geschehen lassen, was in diesem Augenblick für uns das Passende ist, ohne zu denken.

Fühlen wir die Harmonie, diese wohltuende Schwingung der Verbindung, und erlauben wir, dass sich die Schlangenkraft zurückzieht und sich am Dritten Auge manifestiert. Spüren wir die Verbindung zur Zirbeldrüse, dem manifestierten Zentrum für unsere innere Entwicklung. Spüren wir die Silberfäden, die sich zwischen dem Dritten Auge und der Zirbeldrüse befinden in einer kontinuierlichen, schwingenden Bewegung, weil alles, was in uns ist, schwingt. Spüren wir etwas in diesem Bereich, was wir in einem anderen Zustand, in dem unsere Aufmerksamkeit auf unser Leben im Außen gerichtet ist, nicht wahrnehmen. Lassen wir die Verbindung ganz einfach geschehen, eine Verbindung, die uns ruhig werden lässt, die uns Zugang zu den abgespeicherten Geheimnissen unseres eigenen Selbst bietet. Spüren wir, wie diese Schlangenkraft die Verbindung zwischen dem Dritten Auge und der Hirnanhangsdrüse eröffnet, und nehmen wir wahr, dass wir nicht wissen müssen, wo sie sich anatomisch befindet, denn es reicht unsere Intention, dass sich die Energie in diesen Bereich bahnt.

In diesem hormonellen Steuerungsorgan wird die Ausschüttung der Hormone, die viele Abläufe in unserem Körper beeinflussen, gesteuert. Eine Steuerung, die in uns völlig unbewusst geschieht, die uns jedoch in unserem täglichen Sein in vielerlei Hinsicht beeinflusst. Lassen wir diese ordnende, schützende, heilende Energie an diesem Organ wirken, und verbinden wir uns physisch und energetisch in diesem Augenblick mit unserem ganzen Körper, mit unserem ganzen Sein, dass Harmonie in uns entstehen darf. Und dann errichten wir, getragen von unserer eigenen Schlangenkraft, eine Regenbogenbrücke zwischen dem Dritten Auge und unserem Hinterhauptsloch, und installieren wir diese Brücke aus silbernen Fäden, die uns Tragfestigkeit für unser Leben ermöglicht. Nehmen wir wahr, dass manches, was wir in uns installieren wollen, seinen rechten Zeitpunkt besitzt, und nicht alles, jeder Prozess, bereits beim ersten Mal umgesetzt werden kann. Nehmen wir uns Zeit mit uns, mit unserer Entwicklung, mit unserem Heilprozess. Geben wir uns in aller Demut diesem bewussten «für sich selbst Sorgen» hin.

Dann lassen wir die Schlangenkraft sich weiter zurückziehen in unser Kehlchakra. Fühlen wir diese Energie, und wenn wir sie nicht mehr so stark wahrnehmen, dann beginnen wir unseren Beckenboden wieder mit Aufmerksamkeit zu heben, und lassen wir diese Energie aus unserem Becken nachfließen. Es stellen sich oft so viele innere Eindrücke bei dieser Arbeit ein, dass wir unsere Aufmerksamkeit immer wieder auch auf den «Energienachschub» richten müssen. Spüren wir, dass diese Energie in unserer Kehle unseren Ausdruck klärt: «*Ja, so will ich vor mir und vor der Welt stehen. Das bin ich und so bin ich. Ich will überall in meinem Ausdruck dorthin sehen, wo er Heilung benötigt, Klärung und Reinigung.*» «**In welchen Aspekten entspricht mein Ausdruck nicht meinem Seelenauftrag? In welchen Bereichen wage ich es nicht, mich so auszudrücken, wie ich tatsächlich bin?**» «*Ich will wahrnehmen, dass der Ausdruck meines eigenen Seins nur von mir abhängt. Ich bin der Meister meines Seins, mit Gottes Hilfe, und strahle das aus, was ich bin.*» Spüren wir die Selbstverständlichkeit, mit der sich dieser Ausdruck einstellt, bis sich das, was wir wirklich sind, in uns ausdrückt und durch uns ausgedrückt wird.

Und die Schlangenkraft zieht sich in unser Herz zurück, und immer wieder spüren wir, dass sich andere energetische Zentren angesprochen fühlen, und mitreagieren, und zu pulsieren beginnen, wie es unserem eigenen Sein entspricht. Nehmen wir unseren Herzensraum wahr, getaucht in diese Lichtqualität, die uns in diesem Augenblick entspricht. Spüren wir diese Heimat unserer Gefühle. Spüren wir, was Harmonie ist, dass alles andere in uns keinen Platz mehr hat, und nehmen wir vielleicht auch Reste von Trauer, von Angst, von Enttäuschung, von Unzufriedenheit, von drängendem Sehnen wahr, und stehen wir uns selbst mit all unserer Liebe, und all unserem Mitgefühl bei. Und manchmal scheinen wir müde zu sein, uns immer und immer wieder mit all dem, was in uns hochkommt, in unserem Herzen auseinanderzusetzen. Ja, es wird der Tag kommen, an dem wir nur mehr Freude mit uns empfinden. Doch der Weg dorthin ist der Weg unserer inneren Meisterschaft. Gehen wir diesen Weg in Vertrauen und Zuversicht.

Die Schlangenkraft zieht sich in unseren Solarplexus zurück und bringt unser Feuer zum Lodern. Lächeln wir dorthin, spüren wir die Wärme, die Begeisterung für uns und unser Sein und unseren Weg, spüren wir die Begeisterung, die Abläufe in uns bewusst neu zu installieren, und immer wieder bei aller Zuwendung zu uns selbst, um Unterstützung, Segen und Gnade zu bitten. Nehmen wir in diesem Augenblick wahr, dass uns ein immer währender Fluss an Energie zur Verfügung steht, der sich selbst in uns abruft, und durch uns bewusst abgerufen werden kann. Haben wir keine Angst vor dem Versiegen dieser göttlichen Hilfe. Leben wir unsere Lebensvision, leben wir das, was sich durch uns erfüllen will. Bleiben wir in uns mit unserem Seelenauftrag in Verbindung.

Die Kundalini sinkt in unser Sakralchakra. Fühlen wir die Wärme und die Ausgeglichenheit, die sich dort ausbreiten, wenn uns die Sorgen und Nöte verlassen, die wir uns selbst machen, aus deren Fesseln wir nicht glauben, uns lösen zu können. Lassen wir die Kundalini einstrahlen in unsere Nieren und Harmonie entstehen, dass wir unterscheiden zwischen dem, was wir zurückhalten, in uns selbst zum Neuaufbau benötigen, und dem, was ein für alle Mal gehen darf, in diesem Augenblick. Schärfen wir unsere Unterscheidung: «**Was ist es, was mir entspricht? Was meiner Essenz entspricht? Was zu meinem höchsten Wohl ist, behalten zu werden?**» Sind wir uns bewusst, dass alles zu unserem höchsten Wohl ist, weil wir daraus lernen, und doch ist nicht alles, wovon wir glauben, es aufrecht erhalten zu müssen, zu unserem höchsten Wohl für unsere spirituelle Evolution. Deshalb kann es nötig sein, nach entsprechender Klärung, bestimmte Aspekte, die nicht oder nicht mehr zu unserem höchsten Wohle sind, loszulassen. Das Erfühlen in unseren Nieren zeigt uns die Energiequalität, die wir dafür benützen können.

Dann lassen wir diese Schlangenkraft in unseren Sexualbereich fließen, und spüren wir die kreative Kraft, die uns in diesem Bereich zur Verfügung steht, wenn wir sie kultivieren. Lassen wir die Kundalini im kleinen Becken kreisen und fühlen wir diese Kraft, durch die wir uns einerseits fortpflanzen, durch die wir unsere Nachkommen physisch erschaffen, eine Kraft die wir jedoch auch transzendieren können, um aus ihr Energie kommen zu lassen, um geistige oder künstlerische Werke erschaffen können. Wie alle Bereiche unseres Wesens hat die sexuelle Kraft einen körperlichen Aspekt zur Erfüllung unserer körperlichen Sexualität und beinhaltet eben auch oft außerordentlich kreatives energetisches Potenzial.

Dann lassen wir die Kundalini sich zusammenrollen, und ihren Kopf senken, und verbinden wir uns mit unserem Wurzelchakra, mit Mutter-Vater Erde. Fühlen wir ihre Kraft, ihre Klarheit. Spüren wir, dass durch die Verbindung mit ihr Heilung und Neuordnung entstehen, Rückkehr in der Natürlichkeit unseres Lebens, Wahrnehmung der Natürlichkeit unserer Abläufe. Fühlen wir uns geborgen und zuhause in diesen mütterlichen–väterlichen Armen. Fühlen wir die Vielzahl der Energien, die uns nähren und klären, die Energien der Elemente, der Pflanzen und Tiere, der Planeten. Nehmen wir wahr, dass alles, diese ganze Fülle, für uns geschaffen ist, zu unserer Freude und zur sorgsamen Bewahrung dieser Fülle, und bedanken wir uns bei dieser Schlangenkraft in uns. Bedanken wir uns bei uns selbst, uns diese Aufmerksamkeit zu schenken, und kommen wir langsam zurück. So sei es.

AGGRESSION

Aggression hat als tiefe Ursache Mangel gepaart mit Gewaltbereitschaft. (Abb. 9) Wird der Mangel nicht ständig meist durch andere ausgeglichen, so kommt es oft zu mächtigen Energieentladungen, die völlig unkontrolliert sein können, manchmal jedoch auch sehr subtil. Aggression kann nach außen oder nach innen gerichtet sein. Das Muster der Entstehung ist zwar ident, die auslösenden Ursachen jedoch unterschiedlich. Deckt sich eine Erwartungshaltung nicht mit dem Erlebten, ist tiefe Unzufriedenheit mit der Lebenssituation vorherrschend, so kann ein solches Verhalten entstehen. «Bin ich aggressiv? Lebe ich meine Wut in Aggression aus? Was löst meine Aggression aus? Erlebe ich Vorzeichen, die meine Aggression ankündigen? Bin ich bereit hinzuschauen und mich zu ändern?»

Es gibt eine Reihe von Krankheitsbildern, die sogenannten Autoaggressions- oder Autoimmunerkrankungen, die mit einer solchen psychischen Grundhaltung in Zusammenhang gebracht werden können. Bei den Autoimmunerkrankungen kann ein tiefes Zerwürfnis mit dem eigenen Selbst eine Desintegration oder ein überschießendes Abwehrverhalten gegen körpereigene Zellen oder gegen ein ganzes eigenes Organ auslösen. Zusätzlich zur schulmedizinischen Behandlung, die häufig in Unterdrückung der Funktionstüchtigkeit der körpereigenen Abwehr besteht, können die Aufdeckung der wahren Gründe, wann und wie eine solche Reaktion, die gegen das eigene Selbst gerichtet ist, entstanden ist, zur inneren Klärung führen. Die innere Therapie besteht im energetischen Ausgleich des Mangels mit zunehmender Selbstkontrolle.

Es seien nun zwei Beispiele für mögliche psychodynamische Zusammenhänge in Beziehung zu dem vorhin beschriebenen aufgezeigt:

Morbus Hashimoto ist eine chronische Entzündung der Schilddrüse, die durch eine schrittweise, manchmal völlige Zerstörung der Schilddrüse durch Abwehrzellen gekennzeichnet ist. Dahinter steht als Autoaggressionsmuster die Ablehnung des eigenen Ausdruckes. Die Schilddrüse ist für unsere Selbstdarstellung, unseren Ausdruck, unsere Außenprojektion und die verbale und nonverbale Kommunikation zuständig. Empfinden wir nun diese Bereiche an uns selbst so störend, sind wir in einem so tiefen Zerwürfnis mit unserem Ausdruck nach innen und nach außen. Sind wir so unzufrieden mit der Art und Weise, wie wir uns präsentieren, und nehmen wir diese tiefe Diskrepanz zwischen dem, wie wir uns gerne präsentieren sollten und wollten, und dem Bild das wir tatsächlich von uns haben, so stark wahr, dann schickt unser Körper die Abwehrzellen los, um dieses Organ, das für diesen Ausdruck codiert, unter dem wir so stark leiden, zu zerstören. Lösungsansätze sind wie immer die Erkennung des zugrunde liegenden Musters der Nichtkompatibilität zwischen Seelenauftrag und tatsächlichem Ausdruck im Leben. Wir sollten uns anders darstellen und ausdrücken, liebevoller, authentischer, freudiger, wir sollten unsere Darstellung und unseren Ausdruck von Grund auf ändern, zu uns stehen, zu unserer Meinung stehen, unsere Haltung bekräftigen, und eine tiefe, innige Kommunikation zu uns selbst aufbauen, und diese auch nach außen darstellen, um einen solchen Prozess zum Abklingen zu bringen.

Eine zweite Erkrankungsgruppe sind die progressiven Muskeldystrophien, die sich durch einen schrittweisen Muskelschwund kennzeichnen, der zu Bewegungsunfähigkeit, schließlich auch Unfähigkeit selbst zu atmen, führt, oft mit der Notwendigkeit einer künstlichen Beatmung. **«Was kann nun hinter einer solchen Erkrankung stehen und diese auslösen?»** Muskeln stehen für Stärke, für Bewegung, für Beweglichkeit, für Ausdauer und Kraft, für Aktivität und Stärke. Haben wir nun eine tiefe Verunsicherung und Enttäuschung, sind wir uns über das Ziel unseres Lebens unklar, oder wollen wir den Weg, den wir gehen, aus bestimmten Gründen nicht wahrhaben, und lehnen ihn aus der Tiefe unseres Herzens völlig ab, halten wir die eigene Entwicklung, die wir gehen, für unser Seelenheil für gefährlich, und können uns trotzdem daraus nicht lösen, glauben wir, dass wir unsere Aktivitäten, unsere Kraft und Stärke nicht verantworten können, nicht zu ihr stehen, aus Angst zum Beispiel vor Missbrauch, aus zutiefster Verunsicherung über unser eigenes Selbst heraus, so werden wir die Dynamik unseres Lebens stoppen. Wir werden die Kraft einschränken, die Bewegung in unserem Leben. Wir werden unserer Aktivität nicht mehr trauen und über die Aktivierung bestimmter Abwehrmechanismen diesen fortschreitenden Muskelschwund aktivieren.

Mögliche Lösungsansätze sind Vertrauen in unser eigenes Selbst, Vertrauen in unseren Weg. Häufig ist es nur die Wahrnehmung unseres Seins, die uns in eine solche Enge treibt. An objektiven Parametern für unser eigenes Selbst wären auch maßvolle Kurskorrekturen ausreichend, und dennoch ist die Art der Wahrnehmung so profund, so schmerzhaft und belastend, dass die Seele sich zu einem solch dramatischen Schritt entschließt. Eine Änderung der Wahrnehmungsinhalte und der Wahrnehmungsart, eine Änderung der Lebensart, eine Aufdeckung der Ursachen, warum zur eigenen Kraft und Stärke nicht gestanden werden kann, und worauf eine so starke Enttäuschung über das eigene Selbst basiert, und eine Heilung dieser Ursachen könnte Linderung oder sogar Besserung erzeugen. Wieder sei darauf hingewiesen, dass all diese Schritte der inneren Heilung niemals davon abhalten dürfen, professionelle, ärztliche Hilfe in Anspruch zu nehmen.

SCHULD

Psychodynamisch empfinden wir große Schuld immer dann, wenn wir etwas getan haben, wodurch wir selbst oder andere ganz massive ernsthafte Konsequenzen erlitten haben, zum Beispiel das Leben verloren haben. Das Gefühl der Schuld hängt eng mit Versagen und der Angst vor Versagen zusammen. Schuld wertet eine eigene Handlung als schlecht und be- oder verurteilt oder bestraft sich dafür. Diese Handlungen werden im eigenen Energiekörper abgespeichert und kommen durch entsprechende Trigger an die Bewusstseinsoberfläche im Sinne der Resonanz.

Ein erster Schritt kann das Loslösen aus dem Werten, Verurteilen und Richten sein, zu verstehen, dass es keine Schuld gibt, sondern dass sehr wohl Verantwortung für die eigenen Taten zu übernehmen ist, dass letztendlich alles Erfahrung ist. Innere Heilung entsteht durch Akzeptanz der Verantwortung und des nötigen Ausgleiches des durch uns Geschehenen. Es so sein zu lassen, wie es ist, Verantwortung zu übernehmen und Ausgleich zu schaffen, um wieder in die gefühlte Unschuld zu kommen, ist ein adäquater Weg. Ja, wir alle müssen an uns akzeptieren: «*Ich bin nicht fehlerfrei und agiere nicht immer nach Liebe und Mitgefühl. Ich darf versagen, denn dies ist menschlich. Ich übernehme die Verantwortung und akzeptiere mitfühlend, dass meine Handlungen für andere schmerzhaft sind. Ich will anderen möglichst wenig Schmerz zufügen. Ich erkenne, dass der Weg in das Licht durch viele Schatten führen kann.*»

EIFERSUCHT

Auch Eifersucht entsteht aus Mangel, aus Mangel an Liebe und Vertrauen zu sich selbst, und ist daher auch oft eine Frage des Selbstwertes. Die Auflösung dieses Mangels kann nur durch die Frage beantwortet werden: «**Wo, wann und wie habe ich das Vertrauen, die Liebe und den Blick auf mich selbst verloren? Wodurch ist die Loslösung von mir selbst geschehen? Warum sehe ich mich so klein und unbedeutend?**» Ein weiterer Aspekt kann sein, dass wir uns oft deshalb so sehr an andere Menschen klammern, weil in uns der einmal erlebte Verlust von Geliebtem abgespeichert ist. Unterbewusst machen wir uns abhängig, um zu verhindern, dass wir diesen Schmerz des Verlustes nochmals erfahren müssen. Das, was wir im AUSSEN suchen, müssen wir uns jedoch im INNEN geben. Wenn wir in manchen Situationen des Lebens Hilfe brauchen, können und sollen wir Hilfe und Unterstützung durch andere auch erhalten. Die Lösung des Problems liegt jedoch immer in uns. Sie kann niemals ausschließlich durch andere erfolgen. Die Lösung aus diesem Verhaltensmuster kann zweifach gesehen werden: Erstens gilt es die Aufmerksamkeit des eigenen Selbst auf sich zu richten, mit sich selbst liebevoll umzugehen, die Strenge und Härte gegen sich selbst als Verhaltensweise zu entlassen, sich kleine Erfolge zu gönnen und sich für diese selbst zu belohnen. So wird Vertrauen in das eigene ICH aufgebaut, sich um sich selbst zu kümmern und für sich zu sorgen. Andererseits sind die Situationen zu beleuchten, die zu diesem mangelnden Selbstwert geführt haben, die das Erlebnis des Verlustes ausgelöst haben und mit diesen in Klärung und Heilung einzutreten.

BETRUG

Betrügen bedeutet unredlichen Energieausgleich, das Übervorteilen anderer zu eigenen Gunsten, das sich Aneignen dessen, was wir haben möchten, was wir auf ehrlichem und legalem Weg nicht erreichen können, aus eigener Schwäche oder Mangel an materiellen Mitteln, mentalen Kenntnissen oder spirituellen Möglichkeiten. «Wo habe ich die Kraft verloren, die mir ermöglicht, zu mir zu stehen für das, was ich habe und kann? Warum glaubte ich anderes besitzen zu müssen? Warum bin ich nicht zufrieden und glücklich mit dem, was ich besitze? Erlaube ich mir Fülle in meinem Leben? Was habe ich anderen weggenommen, was ihres war? Was habe ich mir angeeignet, was mir nicht zustand?» Die Lösung ist der Ausgleich, Zurückgeben dessen, was man genommen hat, energetisches Wiederherstellen von Gleichgewicht: «*Ich bitte um Verzeihung, dass ich nahm, was mir nicht zustand. Ich biete Ausgleich, in welcher Form auch immer, an. Ich will an mir arbeiten, um selbständig in mir das, was ich anstrebe, entstehen zu lassen, um es nicht anderen wegnehmen zu müssen. Ich will mir Fülle erlauben, Großzügigkeit.*» Lassen wir Licht in uns selbst hinein scheinen, überall hin, auch an unsere dunkelsten Stellen. Bringen wir es vor uns ans Tageslicht wieder: «*Ich gleiche den Mangel aus, der zu dem Betrug geführt hat. Ich bitte um Vergebung. Ich gestehe meinen Missbrauch. Ich will ihn ausgleichen. Ich will mich aussöhnen.*» Seien wir uns bewusst, dass ein innerer Mangel niemals mit äußeren, materiellen Dingen völlig ausgeglichen werden kann. Vorübergehend kann Besserung eintreten, die Lösung liegt immer in unserem Inneren. Der Druck des Mangels wird immer größer, sodass immer mehr im Außen verlangt wird, bis Bewusstsein für die Situation eintritt.

Es muss uns auch bewusst sein, dass die soeben genannten Aspekte: Verleugnung, Inaktivität, Abhängigkeit, Aggression, Schuldgefühl, Eifersucht und Betrug Aspekte unseres Lebens, unseres Seins sind, für die wir Verantwortung übernehmen müssen. Sie gehören zu uns, sind jedoch nicht schuldhaft. Sie sind Reaktion auf etwas, was wir in unserem Inneren tragen. Wie schon betont, haben wir sie anzunehmen, zu bedauern, und auszugleichen, und uns auch mit uns selbst zu versöhnen. Inadäquate Verhaltensweisen sind Zeichen von zugrundeliegenden traumatischen Erfahrungen, die wir an uns wahrnehmen, neutralisieren und heilen müssen, um in die Lebensharmonie und -freude zurück zu gelangen. Alles, was hier an Symptomen angeführt ist – und es gibt derer viele mehr – zeigt ein inneres Ungleichgewicht, eine Disharmonie, was nur durch uns selbst wieder in die Waage gebracht werden kann. Selbstbeobachtung, tiefer Wunsch für innere Heilung, Bitte um Gewährung von Hilfe und fokussierte Hingabe an das eigene Sein, sind Wege aus der Belastung. Vergessen wir nicht, dass solche Verhaltensmuster uns sehr viel Energie abverlangen, dass jedoch die Heilung dieser Aspekte oft zu einer außerordentlichen, energetischen Verbesserung führt, und nehmen wir auch wahr, dass all diese Muster weit verbreitet sind – öffentlich und privat.

Oft sind wir jedoch im Widerstand mit unserer Entwicklung, im Widerstand mit der Notwendigkeit, innere heilsame Schritte zu tun. Wir sind oft wie von innerer Blindheit geschlagen und erkennen die Notwendigkeit unserer inneren Änderung nicht. Dann sagen wir über uns selbst: «*Ich bin, so wie ich bin. Ich war schon immer so, kann und will mich nicht ändern, oder ich sterbe sowieso bald, es lohnt sich nicht mehr.*» Dieser Weg in den Fatalismus ist oft eine große Hürde, die übersprungen werden muss, um an das Ziel der Arbeit mit sich selbst zu gelangen. Solange wir im Widerstand sind, ist es nicht möglich, dass wir uns vorurteilsfrei offen und freudig mit uns selbst auseinandersetzen, sondern suchen oft Erklärungen bei anderen. Sind wir im Widerstand, so fließt nichts, so sind wir nicht in der Lage zu ändern. Im Widerstand ist es so, als ob man im Auto auf der Bremse steht und Gas gibt, der Widerstand entspricht der Bremse, die Bewegung verhindert. Widerstand, die inneren Schritte zu tun, basiert oft auch auf der Angst vor Veränderung, auf der Angst vor dem Ungewissen, dem Verborgenen, dem Neuen, auch oft auf der Trauer über sich und das, was man selbst verursachte, oder ganz einfach auf Unwissenheit.

Viele alte Muster wie: gehorchen müssen, sich klein und unbedeutend fühlen, nähren diesen Widerstand und sehen grundlegende Änderung des eigenen Seins als völlig unmöglich an. Seien wir uns jedoch bewusst, dass jeder Mensch nach Heilung, Transformation, Vervollkommnung und Grenzenlosigkeit strebt, bewusst oder unbewusst. Wir streben deshalb dorthin, weil Freude und Lebensglück dort beheimatet sind. Nehmen wir nochmals als Beispiel das Muster: «*Ich fühle mich klein und unbedeutend, ich muss gehorchen, ich darf mich nicht groß fühlen.*» Die Problematik dessen ist, dass das Außen auf das reagiert, was wir ausstrahlen. Wir werden erkannt an dem Bild, das wir von uns selbst haben, so wie wir uns sehen, so werden wir gesehen. Sehen wir uns als nicht-existent, dann schauen andere im Rahmen deren Spiegelfunktion durch uns durch und bemerken uns nicht. Sehen wir das eigene Licht durch uns scheinen, dann werden wir strahlen. Und das wollen wir doch alle. Deshalb fragen wir uns: «Wie werde ich von anderen gesehen? Wie kommt man mir entgegen? Werde ich mit leuchtenden Augen gesehen? Oder schüttelt man den Kopf über mich und traut mir nicht über den Weg?»

SCHATTEN

Im Gegensatz dazu konnten viele Menschen andere auch blenden, indem sie ihre Energie oft maßlos erhöht haben und viel größer und mächtiger erschienen sind, als sie eigentlich waren. Wir dürfen nicht vergessen, dass die dunklen Kräfte – die Schattenkräfte – all diese energetischen Möglichkeiten der Beeinflussung und Manifestation, ja auch der Täuschung, der Verführung, beherrschen. Soeben ist das Wort Dunkel gefallen, es wird auch oft Schattenenergie genannt. Auch diese ist eine Schöpfung

Gottes, die ihre Bedeutung hat. Die Schattenenergie ist nicht schlecht, sie ist nicht gut. Sie ist wie sie ist. Der Schatten macht das Licht sichtbar. Dämonen in manchen Kulturen zeigten sich furchterregend, oder Angst einflößend, oder verführerisch. Schattenenergien haben im Universum die Aufgabe zu erfüllen Polarität darzustellen. Sie stellen Möglichkeiten dar, die nicht auf Liebe, Mitgefühl, Achtsamkeit, Sorgfalt und Frieden basieren, sondern auf dem Gegenteil, und sie sind deshalb in der Welt vorhanden, damit wir mit unserem freien Willen unterscheiden und wählen: «Wie will ich leben? **Wem schenke ich mein Ohr? Wer oder was kann mich verführen? Wie schütze ich mich vor Verführung? Wie bleibe ich in meiner Standhaftigkeit? Wie vervollkommne ich meinen inneren Wert? Wie schärfe ich meine Unterscheidung? Wie bleibe ich in Verbindung mit Gott?»** Solche und viele andere Fragen, die wir für uns selbst beantworten, machen uns die Sinnhaftigkeit der dunklen Seite, die auch in uns allen vorhanden ist, bewusst. Für jeden von uns stellt ein Schatten, ein Dämon, eine dunkle Kraft, eine Herausforderung dar, manchmal sehr subtil, manchmal voll strotzender Kraft. Der Sinn des Schattens ist die Präsentation einer Möglichkeit, die Notwendigkeit von Prüfung und Entscheidung, das Erkennen des eigenen Selbst. Je mehr und intensiver wir uns mit uns selbst auseinandersetzen, umso leichter erkennen wir und nehmen wahr, was auch in uns verborgen ist, was in uns einem Schatten entspricht, den wir uns vielleicht nicht eingestehen wollen, ihn zu besitzen. Dieser Schatten will, wie alle Schatten, auch geheilt werden, und dorthin zurückgeschickt werden, woher er kam.

Wir werfen so lange Schatten, so lange wir dem Licht Widerstand entgegensetzen. Wenn wir dem Licht nichts mehr entgegensetzen, dann wird das Licht durch uns durchscheinen, wir werfen keine Schatten mehr und sind AUF DEM WEG ZUR ERLEUCHTUNG.

DIE SICHT DES EIGENEN SELBST

Alles hat immer zwei Seiten. Sehen wir uns selbst in unserer Schönheit, so wird unsere Schönheit auch von anderen Menschen erkannt. Tragen wir selbst Schönheit in uns, ohne sie zu fühlen, dann ist es schon manchmal traurig zu sehen, dass ein wunderbarer Mensch vor uns sitzt – schön von außen und von innen – der seine eigene Schönheit nicht erkennt. Stattdessen sagt jedes Signal, das er aussendet: «*Ich werde nicht gesehen. Keiner hat mich gerne. Alle benutzen mich nur. Jede Partnerschaft geht so zu Ende. Ich bin immer auf der Verliererstraße.*» Und so müssen wir uns fragen: «Wie sehe ich mich? Bin ich kraftvoll, überzeugend, liebevoll, nachsichtig? Strahle ich Vertrauen, Güte, Mitgefühl und Zuversicht aus? Schenke ich mir genug Aufmerksamkeit, um all dies zu kultivieren?»

Wir befinden uns in einer kontinuierlichen energetischen Interaktion mit unserem Umfeld – durchaus nicht nur mit Menschen, sondern auch mit unserem Haus, mit unserer Wohnung, mit Gegenständen in dieser Wohnung, mit unserem Computer, mit unserem Musikinstrument, mit unserem Haustier, mit unserem Schutzengel (vgl. Raum, Feld). Letztendlich trägt alles eine Energie, was in uns und um uns ist. Und so können wir alles beeinflussen, weil wir in einem intensiven energetischen Austausch mit allem sind, was uns umgibt. Selbst, wenn wir glauben, uns verstellen zu können, wird uns unsere Energie und unsere Körpersprache immer die Wahrheit zeigen, und andere können uns daran erkennen. Natürlich kann es Situationen geben, in denen wir etwas nicht unbedingt nach außen tragen möchten, weil wir zum Beispiel für die Klärung eines Problems etwas mehr Zeit brauchen und die Lösung mit uns selbst ausmachen wollen.

Wir alle streben nach innerer Heilung, ob wir uns dessen bewusst sind oder nicht. Wir alle wollen letztendlich in unsere Freude kommen, in tiefe innere Freude. Jede Seele will in einem Körper und in einem Geist sein, der transformiert ist, grenzenlos, Freude hat und sich wohl fühlt in dieser Einheit. Wir können uns das als unser Lebensprogramm, als Leitbild vorstellen und sagen: «*Ich will mich heilen. Ich weiß, dass körperliche Heilung und geistige Heilung zusammen gehören, voneinander abhängig sind und einander beeinflussen. Ich nehme wahr, dass meine Seele diesen Prozess mit allen ihr zur Verfügung stehenden Möglichkeiten unterstützt.*»

Jede Entstehung von Krankheiten, jede erfolgte Heilung geschieht nach Gesetzen, die wir nicht sehr gut verstehen, aber zumindest die Zusammenhänge wahrnehmen können, selbst wenn wir manches nicht wissen. Mit Sicherheit können wir erkennen, dass, wenn wir ein belastendes Thema oder Muster an uns geheilt haben, indem wir es losgelassen, es vergeben haben, und geliebt haben – wir uns dann besser fühlen, befreit, erlöst, ausgeglichen, weil etwas Belastendes von uns abgefallen ist. Das nehmen wir wahr; es ist befreiend zu fühlen, wenn wir etwas aus uns gelöst haben, was uns oft viel Energie abverlangte. Diese Erfolge der inneren Arbeit – fühlbar als Änderung unseres psychischen Zustandes – sind Beweis für Validität und Nachhaltigkeit von innerer Heilung.

Der Erfolg der Heilung, wovon wir sprechen, ist letztendlich davon abhängig, wie viel Energie uns zur Lösung unserer Aufgaben oder zum Leben generell zur Verfügung steht. Lebenskraft ist erforderlich für Konzentration und Fokus, für Umsetzung, für Disziplin der täglichen oft längeren Übungen, für die tiefe Hingabe an den inneren Heilprozess.

Jeder erlebt das, was ihm zusteht, auch deshalb, damit dadurch die Schritte zur inneren Heilung gezeigt und gegangen werden können. Wir alle genügen dem Gesetz nach Ursache und Wirkung (vgl. Abb. 10). Alles, was wir erleben, alles, was wir sind, alles, was wir darstellen, hat eine Ursache. Die Erkenntnis, dass man das selbst erschafft, was man erlebt, könnte nun einen Reflex der Schuld erzeugen: «*Ich bin Schuld an dem, was mir im Leben widerfährt*» (vgl. Schuld – Abb. 9). Tatsächlich ist es keine Frage von Schuld, sondern eine Frage der Erkenntnis, dass alles, was man erlebt, eben nicht Zufall ist, weil es keinen Zufall gibt, sondern dass es uns zufällt, weil wir sinnhaft erleben, weil wir es erleben und erfahren sollen. Wir können sagen: «*Das ist mein Leben, und ich fühle mich damit verbunden. Ich kann es ändern und beeinflussen. Ich will es tun.*» Belastend ist es, wenn wir das Gefühl haben, in einem Chaos zu leben, in dem es keine Regeln und Gesetze gibt, wir Dinge erleben, mit denen wir nichts zu tun haben, oder uns gar bestraft fühlen für etwas, was wir nicht wahrgenommen und erkannt haben, wenn wir mit Aspekten konfrontiert werden, die wir nicht verstehen, uns nicht erklären können, die uns zur Meinung bringen, wir sind fremdbestimmt und daher chancenlos. Damit könnten wir uns nur ganz schwer abfinden, wenn diese Welt ohne Ordnung wäre, dass wir selbst nichts tun könnten für die eigene Heilung, weil alles vorherbestimmt ist. Wenn wir also in unserem Sein völlig von anderen abhängig wären, würde uns dies in eine ausweglose Situation führen.

Stattdessen steht uns jedoch immer der Weg zur Änderung und inneren Heilung offen. Diese Erkenntnis bedeutet gelebte Spiritualität. Ja, wir brauchen Fokus, den Wunsch und Willen in uns zu sehen, um zu ändern. Es kann lange dauern, viel Kraft und Mut erfordern, und dennoch gibt es keine wirklichen Alternativen, wollen wir in Lebensfreude und Glückseligkeit kommen. «Wollen wir traurig bleiben? In Angst und Trauer durchs Leben gehen, kraftlos, enttäuscht, mutlos, zornig und aggressiv?» Wenn nicht, dann müssen wir Aktionen setzen. Wir müssen uns die Frage stellen: «Bin ich an mir interessiert? Ergreife ich Partei für mich? Setze ich alles, was ich bin und habe, eben auch für mich selbst ein?» Vergessen wir nicht, wie schon gesagt, dass die Energie der Aufmerksamkeit folgt. Je mehr Energie wir also zur Lösung eines Problems, zu unserer inneren Heilung einsetzen, desto größer ist die Wahrscheinlichkeit, dass sie auch eintritt. Je mehr wir Gott um Lösung bitten, umso eher wird uns der Weg gezeigt. Berücksichtigen wir, dass alles seine rechte Zeit hat, dass keine Stufe der Jakobsleiter unserer persönlichen Entwicklung übersprungen werden kann und dass die Schritte in Leichtigkeit gegangen werden müssen. Deshalb seien wir guten Mutes, optimistisch und hoffnungsvoll.

DAS GESETZ DES KARMAS

Wir erleben also das, was uns zusteht, und dies hat nichts mit Schuld zu tun (Abb. 10). Das klingt im Augenblick hart, das erleben zu müssen, was uns zusteht. Entkoppeln wir es von dem Gefühl der Schuld, des Mangels und des Versagens, so erfüllt sich ganz einfach das Gesetz von Ursache und Wirkung. Was wir erleben ist Wirkung, die Ursachen liegen in uns.

Wir erleben Fülle, Freude, Glückseligkeit und Harmonie, Freiheit und Leichtigkeit. Wir erleben es zum Teil, weil wir es erleben wollen: «*Ich wünsche, dass dies in meinem Leben eintritt. Ich schaffe die Voraussetzung dafür in mir. Ich ändere mich und vollende. Ich bitte um die Erfüllung meines Wunsches. Ich will Freude*

Was erlebe ich als Wirkung?		
Fülle	Freude	Glückseligkeit
Harmonie	Freiheit	Leichtigkeit
Trauer	Angst	Wut
Begrenzung	Widerstand	Defizit
Ich erlebe, was ich kreiere, was ich gestalte. Ich habe Verantwortung dafür.		

Abbildung 10: **Ich erlebe, was mir zusteht.**

empfinden und alles tun, dorthin zu kommen. Ich will mich so sehen, wie ich bin, um das ändern zu können, was mich belastet.» Vieles, was wir erleben, hat jedoch seinen Ursprung im Unbewussten, in unseren Prägungen, in der Erfüllung unserer Themen. Wir leben nach Programmen, nach unseren Mustern, wir leben unsere Emotionen, von denen wir oft nicht wissen, woher sie kommen. Und so erleben wir eben auch Trauer, Angst, Begrenzung, Widerstand und Defizit, Aspekte, die zum Teil bereits besprochen wurden und die wesentlichen Einfluss auf unseren Energiestatus und unser Wohlgefühl haben.

So sind wir im Ganzen bewusst oder unbewusst eigenkreativ. Es geschieht alles durch uns, und dabei könnten wir unsere Souveränität leben. Wir könnten alles, was wir in diesem Leben erleben, auf uns selbst beziehen, mit uns in Zusammenhang bringen, es ansehen, da sein und auf uns wirken lassen, ohne es zu bewerten, nach dem Grundsatz: *«Es ist, wie es ist. Ich will das Beste aus dieser Erfahrung machen. Auch wenn es noch so weh tut, will ich etwas, was mich weiterentwickeln lässt, für mich erschaffen, etwas was Klarheit und Harmonie in mir schafft.»*

Weil wir oft diese Schritte aus uns allein nicht gehen wollen oder können, weil manches in uns schattenhaft verborgen ist, und mit einem – oft gnädigen – Schleier verdeckt, so spiegeln andere unsere Wirklichkeit: die Eltern, Verwandten und Partner sowie die Umgebung, Erlebnisse, Erfahrungen und schließlich die Welt. Sie spiegeln deshalb, damit wir in unsere Kraft, in unsere Unabhängigkeit, in unsere Selbstermächtigung gelangen müssen, in die Kraft unserer Entscheidungen, um unsere Lebensaufgabe zu erfüllen. So können wir die Möglichkeiten, die in uns ruhen, erkennen und umsetzen (vgl. Abb. 19, 20). Die Antwort auf die Frage: «Warum kann ich es nicht? Warum traue ich es mir nicht zu? Warum sehe ich meine Möglichkeiten und Chancen nicht? Warum kann ich nicht vollenden?», liegt in uns. Die Erklärung ist unsere Konditionierung, es sind Aspekte, die wir in unser Leben bringen, und uns vorgenommen haben, sie zu heilen. «*Ich bestätige für mich, ich will mich ändern. Ich schaffe es. Ich öffne mich. Ich lasse geschehen. Ich wünsche mir göttliche Unterstützung. Ich lasse die göttliche Kraft in und an mir wirken. Das ist ein Schöpferrecht für mich. Ich will den göttlichen Funken in mir umsetzen.*»

Wollen wir diese göttliche Kraft in uns wirken lassen, wollen wir der Göttlichkeit in uns zum Durchbruch verhelfen, so gilt es in uns die Voraussetzungen zu schaffen, dass dies auch geschehen kann. Eine dieser Voraussetzungen, nach denen es zu leben gilt, ist das Halten von Neutralität – nichts zu bewerten oder zu verurteilen, sondern das große Bild zu sehen, um zur Erkenntnis zu gelangen.

POLARITÄT – LICHT UND SCHATTEN

Wir leben in einer polaren Welt. Alles in unserem Leben hat verschiedene Ausprägungen. Ja, es hat die Ausprägungen, die wir ihm geben, und die wir leben und umsetzen. Es sind die Energien, die wir halten. Wir alle wissen, es gibt Licht und Schatten, Tag und Nacht. Es gibt außen Licht und Schatten und in uns Licht und Schatten. Viele geben dem Licht die Ausprägung gut, erstrebenswert, heilsam, und dem Schatten die Ausprägung gefährlich, böse, bedrohlich, unheilsam. Dabei wissen wir doch, dass Licht Schatten wirft, dass Licht erst dann gesehen wird, wenn es reflektiert wird, und so in unseren Augen ein Bild erzeugt. So gehören doch Licht und Schatten zusammen. Natürlich unterscheiden wir hell und dunkel. Wir sehen, wohin Licht fällt, ist es hell, und wir finden leicht Orientierung. Im finsteren Wald bei Nacht sehen wir die Wegweiser nicht. «Bin ich deswegen orientierungslos? Worauf kann ich mich in der Finsternis verlassen?» Wir können wohl eine einfache Lösung finden und ein Licht mitnehmen, und so äußere Helligkeit erzeugen, oder wir erzeugen innere Helligkeit und lassen inneres Licht in uns scheinen und nützen unsere Inspiration und Intuition. So kann der Mangel an äußerem Licht uns innen erhellen, das innere Licht zum Leuchten bringen. Wollen wir uns also fragen: «Will ich die innere Dunkelheit sehen? Will ich meinen Schmerz ansehen? Will ich meine Trauer fühlen? Will ich meine Enttäuschung wahrnehmen, meine Angst realisieren? Will ich die äußeren Erfahrungen meines Lebens, die solche Gefühle oder Emotionen in mir auslösen, verwenden, dann muss ich Licht in mein Inneres scheinen lassen, mich von meiner Inspiration leiten lassen? Will ich meine Intuition kultivieren?» Die Antwort: «*Ja ich will*» ist ein klarer, kompromissloser Auftrag an uns selbst zu erkennen, dass durch den Weg durch die Dunkelheit unser Licht zu leuchten beginnt. So fragen wir uns: «**Kann aufrechterhalten werden: der Schatten ist schlecht und das Licht ist gut?**» Wohl nicht. Erst wenn wir Aspekte unseres Lebens projizieren, sie nicht so sein lassen, wie sie sind, sondern ihnen Bedeutung und Charakterisierung geben, sie katalogisieren und kategorisieren, wenn wir sie beurteilen und bewerten, dann beginnen wir unsere Wahrnehmung einzuengen, weil wir dann eben allem einen Stempel aufdrücken. Wir legen uns dadurch ein Korsett an, an das wir uns gewöhnen, das uns den Blick auf das große Ganze, auf den großen Plan, auf die unser Leben bestimmenden Zusammenhänge raubt, das uns unsere innere Freiheit und Unabhängigkeit nimmt, die Leichtigkeit des Sehens und des Fühlens. Wir verlieren den Zauber der Erfahrungen und Begegnungen in unserem alltäglichen Leben. Neutralität besteht daher darin, dass wir nicht mehr urteilen, dass wir nicht mehr bewerten, sondern Dinge so wahrnehmen und so sein lassen, wie sie sind, und so in unserer Mitte und unserer Zentrierung bleiben, jedoch unterscheiden: «**Ist dies ein Aspekt, der mir entspricht? Will ich mich damit identifizieren? Muss ich hier nicht zu Gunsten der Schwachen, Unterdrückten intervenieren? Wage ich es, meine Stimme zu erheben? Setze ich meine Grenzen? Bewahre ich meinen Raum? Wie fühlt sich das, was ich gerade erlebe, an?**»

Wenden wir uns einem anderen Aspekt, an dem sich Polarität auch so offensichtlich in unserem Leben zeigt, zu: dem männlichen und weiblichen Aspekt, Prinzip (Abb. 11, 12).

MÄNNLICHES UND
WEIBLICHES PRINZIP

Dem physischen Geschlecht des Menschen nach unterscheiden wir, wie wir alle wissen, äußerlich zwischen weiblich und männlich. Diese Unterscheidung beruht auf unterschiedlichen körperlichen Merkmalen. Wir besitzen physisch nur ein Geschlecht, von Ausnahmen abgesehen. Von unserem energetischen Sein sind wir jedoch in uns polar. Energetisch betrachtet können wir den sogenannten weiblichen Aspekt und den männlichen Aspekt in uns unterscheiden. Sieht man auf dieses Thema genauer hin, fühlt man in dieses Thema hinein, so wird uns rasch bewusst, dass die Unterscheidung in weiblichen und männlichen Aspekt eine sehr grobe Unterscheidung ist. Alle Punkte, die aufgeführt sind, können in unendlich vielen Ausprägungen, Schattierungen in uns selbst vorhanden sein. Der Einfachheit halber und um das Prinzip der Neutralität zu erfassen, werden wir es bei dieser unscharfen Unterscheidung zwischen weiblichem und männlichem Aspekt bewenden lassen.

Sehen wir uns einmal die bei Rechtshändern von der linken Gehirnhälfte ausgehenden männlichen Aspekte im Detail an, so sind dort die Logik, die intellektuelle Auseinandersetzung, die Analytik, das Hinterfragen, die abstrakte Koordination beheimatet, der Geist, der in Perspektive setzt, präzise, klare Strukturen benötigt, dem das abstrakte Detail und der Ausdruck wichtig sind. Ein zweiter Bereich ist der Dreidimensionalität verpflichtet, dem Nachweisbaren, dem was aufteilt, wertet, unterscheidet,

> **Die linke Gehirnhälfte – der «männliche» Aspekt ist:**
> - rational – logisch – analytisch – koordinierend
> - präzise – klar – aktiv
> - aufteilend – wertend – unterscheidend – dreidimensional
> - geplant – zielbewusst – auf ein Ergebnis ausgerichtet
> - aktiv – abgebend – elektrisch – bewegt
> - Materie-orientiert
> - mit äußeren Sinnen erfassend

Abbildung 11: **Die linke Gehirnhälfte – YANG –** der «männliche» Aspekt, eher nach «außen» gerichtet.

und mit dem man sich zielbewusst auseinandersetzt. Die Haltung ist absichtsvoll, durchaus kämpferisch und gehorcht einem Plan. Die Aktionen sind zielbewusst und auf das Ergebnis ausgerichtet. Ein dritter Bereich beschreibt den männlichen Aspekt als materieorientiert, mit äußeren Sinnen erfassbar, nachweisbar, es muss wiederholbar sein, um anerkannt zu werden. Von der Bewegung her ist der männliche Aspekt in Bewegung begriffen, aktiv, abgebend und kann eher mit elektrisch in Zusammenhang gebracht werden.

Der weibliche Aspekt, der bei Rechtshändern von der rechten Gehirnhälfte aus gesteuert wird, stellt sich ganz anders dar. Hier stehen die Spontaneität und das Fühlen im Vordergrund. Das Erfassen ist intuitiv und inspirativ, insgesamt energetisch orientiert, und sich selbst vorbehalten. Das Künstlerische, Spielerische ist losgelöst von Beengung und hingegeben an die Sache. Die persönliche Erfahrung ist nicht an den Geist gebunden, sondern ganzheitlich, setzt viele verschiedene Aspekte in Beziehung zueinander und verbindet. Der Prozess steht zum Unterschied vom Ziel in der Orientierung im Vordergrund. Spontan wird

> **Die rechte Gehirnhälfte – der «weibliche» Aspekt ist:**
> - intuitiv – ungenau – auf Ausdehnung bedacht
> - spontan fühlend
> - spielerisch – hingegeben – losgelöst
> - ganzheitlich – verbindend – in Beziehung setzend
> - künstlerisch
> - prozessorientiert – spontan – Aufmerksamkeit auf den Weg gerichtet
> - passiv – aufnehmend – magnetisch – still
> - energetisch orientiert
> - auf innere Sinne bedacht

Abbildung 12: Die rechte Gehirnhälfte – YIN – der «weibliche» Aspekt, eher auf das «Innen» bezogen.

die Aufmerksamkeit auf den Weg gerichtet. Am Weg wird je nach innerer Notwendigkeit verharrt, um die Kostbarkeit des Augenblicks zu erfahren. Es geht nicht um das Erreichen eines Ergebnisses, eines Zieles, sondern es werden alle inneren Sinne geöffnet und angesprochen. Das Herz ist oft so weit geöffnet, dass es oft schutzlos auch sehr schmerzhaften Aspekten des Lebens ausgeliefert zu sein scheint, wie wohl Einsicht einen gewissen Schutzmechanismus erlaubt. Das eigene Leben und das der Nachkommenschaft wird oft reflexartig und in der Flucht geschützt. Chaos ist ein legitimes Mittel zum Erreichen von Neuordnung, und das geschieht oft völlig angstfrei und ganz natürlich. Von der Bewegung her ist der weibliche Aspekt eher still, in Ruhe verharrend, passiv, aufnehmend und kann im Unterschied zum männlichen Aspekt als magnetisch betrachtet werden. Da die Bewegung nicht im Vordergrund steht, ist LÖSEN als Weg zur Heilung manchmal ungeeignet, dagegen AUSGLEICH und AFFIRMATIVE NEUTRALITÄT eher zielführend. Dieser Aspekt erscheint in der Heilungsarbeit von besonderer Bedeutung zu sein.

Haben wir nun diese Aspekte des männlichen und weiblichen Prinzips dargelegt, so wird uns bewusst, dass der Weg der persönlichen Entwicklung beider Geschlechter nur in der Wahrnehmung und Zusammenführung dieser Aspekte in uns geschlechtsunabhängig liegen kann. Wir wollen denkend fühlen und fühlend denken, die Schönheit des Wegs betrachten, und das Ziel nicht aus den Augen verlieren. Wir wollen präzise und klar und doch spielerisch und leicht sein, das Ergebnis achten und dann auch den Zauber des Augenblicks und des beobachteten Weges nicht missen wollen. Und so gilt es, die rechte und die linke Gehirnhälfte zu synchronisieren, miteinander zu verbinden, und uns bewusst beobachtend auf den Weg zur Synthese machen. Damit stellt sich die Frage: «**Wie stellt sich männlicher und weiblicher Aspekt im eigenen Selbst dar? Steht ein Aspekt besonders im Vordergrund? Wird der andere Aspekt berücksichtigt und in Harmonie gebracht? Bin ich immer wieder um inneren Ausgleich bemüht? Dürfen immer beide Seiten vorhanden sein, und wird dem einen als Korrektiv des anderen ausreichend Raum gegeben?**» So bestätige ich in mir: «*Ich will Extrempositionen verlassen. Ich möchte beide Aspekte in mir fühlen, um mein Wesen vollkommener zu gestalten.*»

Simplifizierend ist die Zuordnung der männlichen Aspekte an die linke Gehirnhälfte und der weiblichen Aspekte an die rechte Gehirnhälfte. Die Nervenbahnen kreuzen in einem bestimmten Bereich unseres verlängerten Gehirnes, und so ist die linke Gehirnhälfte für die rechte Körperhälfte und die rechte Gehirnhälfte für die linke Körperhälfte zuständig.

Meditation 8 — Synchronisation

Begeben wir uns in eine ganz entspannte Lage. Atmen wir ruhig und tief, und lösen wir uns von der räumlichen Umgebung und dem zeitlichen Augenblick.

Konzentrieren wir uns auf die rechte Gehirnhälfte. Richten wir dazu unsere Aufmerksamkeit auf die rechte Hälfte der Stirn. Spüren wir die ganze Großhirnhälfte bis zum Hinterkopf. Jetzt gehen wir mit unserer Aufmerksamkeit auf die andere Seite zur linken Großhirnhälfte, damit wir ein Gefühl für das Gehirn bekommen. Und dann nehmen wir einen kleinen goldenen Ball in unserer Vorstellung und lassen ihn zuerst in der rechten Gehirnhälfte von vorne nach hinten rollen und dann dasselbe links. Damit erhalten wir ein Organgefühl für unser Gehirn. Dann lassen wir diesen Ball beginnend hinter unserer Stirne von der einen zur anderen Gehirnhälfte rollen, von rechts nach links, von links nach rechts, und langsam immer weiter nach hinten. Rollen den Ball hin und her, bis wir am Hinterkopf angekommen sind, und dann zurück weiter, bis wir wieder vorne an unserer Stirne angekommen sind. Wenn wir vorne wieder angelangt sind, spüren wir in unser Gehirn hinein. Es fühlt sich anders an als am Beginn. Wir können also durch unsere Aufmerksamkeit und durch die Beschäftigung mit dem Gehirn in uns einen erhöhten Aktivierungsgrad erzeugen.

Und jetzt legen wir eine liegende Achterschleife an die Stirne an, so dass sie die Innenfläche des Stirnhirns ausfüllt. Gehen wir in diesem Achter hinein in das Gehirn, ganz langsam, so dass die Mitte des Achters genau zwischen den beiden Gehirnhälften liegt. Lassen wir uns Zeit. Lassen wir langsam den Achter zum Hinterkopf wandern und wieder nach vorne, indem wir mit einem Lichtpunkt die Figur nachzeichnen. Wir sehen, dass es manchmal gar nicht so leicht ist, einen schönen Achter zu machen. Es ist so wie in der ersten Volksschulklasse, da waren die Achter, die wir schrieben, am Anfang meistens auch ein bisschen schief. Und auch jetzt müssen wir uns gut konzentrieren, damit die Achter schön bauchig werden.

So, jetzt haben wir die Technik erlernt. Und jetzt verbinden wir die Technik mit einer Idee. Eine Idee wäre zum Beispiel: Ausgleich, Kommunikation zwischen den beiden Gehirnhälften, Verbindung. In dieser Energie der Verbindung, der Kommunikation zwischen dem männlichen und weiblichen Prinzip, möchten wir, dass beide im Ausgleich sind. Machen wir jetzt die Übung mit der Achterschleife noch einmal. Konzentrieren wir uns dabei auf den Gedanken: *«Ich will, dass die Trennung zwischen beiden Gehirnhälften aufgehoben ist, dass sie verbunden sind, ganz so als wären sie zusammengewachsen. Ich verbinde YIN und YANG in mir, um ganz zu werden.»* Wenn wir auf unseren Energiekörper achten, werden wir sehen, dass wir verschiedene Empfindungen an unterschiedlichen Stellen wahrnehmen. Wenn wir mit der Achterschleife wieder vorne angelangt sind, halten wir diesen Zustand der Energetisierung des Gehirns, halten wir diese Energie der Einheit: EIN Gehirn, bestehend aus zwei verbundenen Gehirnhälften.

Spüren wir, wie sich diese Energie: in uns selbst verbunden zu sein, durch unseren ganzen Körper bewusst bis in das Wurzelchakra hinunter ausbreiten darf. Spüren wir auch, wie viel Energie diese Verbindung, diese Synthese zwischen dem männlichen und weiblichen Prinzip in uns erzeugt. Trennung ist etwas, das uns Energie kostet. Verbindung hingegen erzeugt in uns Energie. Schicken wir dem Gehirn unsere Liebe und kommen langsam zurück.

Wir schwanken meist zwischen zwei Polen – zwischen Ruhe und Bewegung, zwischen Pflicht und Neigung, zwischen Zweifel und Vertrauen und so weiter. Wenn wir diese polarisierende

Trennung beenden, kommen wir in der Mitte an, und Klarsicht wird uns bewusst sein und diese Bewusstheit wird sich im Dritten Auge repräsentieren. So sei es.

DAS DRITTE AUGE

Körperlich gesehen, haben wir ein rechtes und ein linkes Auge. Energetisch haben wir drei Augen, zusätzlich zu den beiden energetischen Aspekten unserer physischen Augen, besitzen wir das sogenannte «Dritte Auge», das «verbindende und verbundene» Auge. Es ist unser Stirnchakra, das in der Mitte der Stirne etwas oberhalb der Augenbrauen und der Nasenwurzel zu liegen kommt. Das Dritte Auge ist energetisch zuständig für unsere Sicht nach innen, für das sich selbst Beobachten, die inneren Prozesse und Abspeicherungen wahrnehmen, unseren eigenen göttlichen Funken sehen. Bemerkenswert ist diese Unterschiedlichkeit: Wir haben zwei körperliche Augen, aber nur eines, das eben energetisch in unser Inneres sieht. So können wir uns fragen: «Wofür ist dies für uns Zeichen? Will uns dies nicht sagen, dass die wahre Sicht immer die Sicht der Verbindung und der Einheit ist?» Es formen unsere beiden gesunden physischen Augen in uns ja auch nur ein Abbild von außen, und erst wenn sie erkranken, ein Doppelbild. Wenn wir uns zum Beispiel die in Abbildung 11 und 12 beschriebenen Aspekte ansehen und sie miteinander vergleichen, so wird uns schnell bewusst, es werden hier gegensätzliche Aspekte beschrieben, die in ihrer unterschiedlichen Ausprägung zwar einem physischen Geschlecht eher zugehörig erscheinen, und dennoch gehören sie verbunden, weil sie eine Einheit darstellen und so wie Yin und Yang erst in der Verbindung ein Ganzes werden.

So häufig schwanken wir zwischen zwei Polen und können sie in uns nicht vereinigen. Wir vertreten manchmal auch extreme Meinungen und nehmen etwas von nur einer Warte wahr, ohne das große Bild in uns kommen zu lassen. Es gibt Menschen, die von ihrem Denken, ihrer Intellektualität, von ihren Gedanken völlig beherrscht werden, und dem Fühlen kaum Aufmerksamkeit schenken. Es gibt solche unter uns, die teilen und werten und das Ganze und die Verbindung nicht sehen, solche die materieorientiert sind, mit Energie nichts anzufangen wissen, die nur das akzeptieren, was sie sehen und angreifen können, und ihre Fühlebene verloren zu haben scheinen. Sie werden diese Einheit, die Lebensfreudigkeit und Leichtigkeit der eigenen Ganzheit nicht wahrnehmen. So gilt es eben, bei aller Notwendigkeit des Denkens, dem Fühlen Raum zu geben, bei aller notwendigen Präzision auch spielerisch und spontan zu bleiben, bei aller Freude am Weg das Ziel nicht aus den Augen zu verlieren, still in sich aufnehmen, und dennoch in Bewegung zu sein, und sich auch zu lösen. Bei aller nötigen Ruhe darf Bewegung und Mut zur Änderung nicht fehlen.

Wir sollen die Fülle in der Materie in Freude wahrnehmen, und die Mystik der Inneren Fülle leben. So will Neutralität in diesem Zusammenhang meinen: in sich selbst verbinden, zusammenführen, Pflicht und Neigung zu vereinigen, verschmelzen, aus dem Innen und Außen eins werden lassen, sich selbst als Teil des Ganzen fühlen, ohne die Individualität zu verlieren. Es gilt, das Hologramm des eigenen Seins wahrzunehmen. Sehen wir uns als Teil des Ganzen, als Teil der alles beinhaltenden göttlichen Schöpfung, und erkennen wir unsere Ganzheit – ganz sein und dennoch Teil. Dann werden wir uns auch mit der unendlichen Vielfalt an sich bietenden Möglichkeiten verbinden können. Wir werden die Trennung zwischen Gott und uns nicht nur in unseren Gedanken aufheben und von theoretischer Möglichkeit der Verbindung sprechen, sondern sie tatsächlich fühlen und in unserem Leben umsetzen. Wir werden dann eigenverantwortlich in Verbindung mit dem göttlichen Universum in unser bewusstes Schöpfertum eintreten, aus der Enge in die Weite, aus der Begrenzung in die Grenzenlosigkeit, aus der Angst in die freudige Gnade, aus dem Zweifel in die Glückseligkeit, aus dem Beginn in die Vollendung gelangen. Und so ist alles in unserem Leben polar angelegt in vielen Ausprägungen und gehört zusammengeführt und verbunden, nur die Göttlichkeit, das Göttliche in uns ist nicht polar, es IST ganz einfach.

OPFER – TÄTER

Stellen wir uns einem anderen Thema, das für viele von uns die Vergangenheit so schmerzhaft belastet, und so wichtig in der Aufarbeitung ist, als Beispiel für Polarität und den Schritt in die Neutralität: nämlich Opfer und Täter. Viele meinen, jeder von uns hatte in vergangenen Leben Abschnitte, in denen das Opfer- oder das Täterdasein vorherrschte. Beide Aspekte sind oft von Schmerz und Trauer, ja bis hin zum Verlust des Lebens gekennzeichnet und erfüllt. Bei Konzentration und Fokussierung auf die jetzige Inkarnation bemerken wir Erlebnisse oder Entscheidungen, die unserer früheren Rolle als Opfer oder als Täter entsprechen. Wir müssen uns bewusst sein, dass vieles, was wir in vergangenen Inkarnationen erlebt haben, und was in unserem Emotionalkörper als ungeheilt und daher noch präsent abgespeichert ist, uns nochmals vielfach in geänderter Ausprägung in diesem Leben begegnen muss, um es uns bewusst zu machen, und um so die Schritte der Heilung gehen zu können. Es stellt sich die Frage: «Bin ich bereit, mich mit meinen ungeheilten und unerlösten Aspekten auseinanderzusetzen und sie zu heilen? Will ich vorurteilsfrei hinsehen? Will ich nichts beschönigen oder verharmlosen? Erlaube ich mir einen klaren Blick für mich und meine Vergangenheit? Will ich mich auch klar in meinem Inneren festlegen, dass all das nichts mit Schuld oder Sünde oder Strafe zu tun hat, sondern für mich Chance für Information und Heilung birgt?» Erlaube ich mir, mich auf allen Ebenen mit anderen und mir selbst zu versöhnen?

Von der Energie her strebt alles in unserem Sein in den Ausgleich. Der Ausgleich muss durch Erfahrung erlebt werden. So ist es nötig, beide Polaritäten zu erleben, um in die Synthese, den Schritt in die Neutralität bewusst in freiem Willen und freier Entscheidung zu gehen. Wir erleben Situationen, in denen wir das Opfer waren: Viele von uns sahen sich mit Demütigung und Schmerz konfrontiert, wir waren Sklaven und Leibeigene ohne eigenes Recht, und wenn wir in der Menschheitsgeschichte zurückgehen, so ist dies gar noch nicht so lange her. Manche von uns wurden gefoltert, vergewaltigt und getötet. Dies ist nicht allen von uns in gleichem Ausmaß geschehen. Haben wir es jedoch erlebt und noch nicht an uns geheilt, so sind diese Erfahrungen in unserem physischen und in unserem emotionalen und oft auch spirituellen Körper abgespeichert. Wir verbleiben in der Opferhaltung. Viele Erfahrungen des eigenen Selbst in diesem Leben sind durch solche Erlebnisse geprägt: «**Bin ich bereit, aus meiner Opferhaltung herauszutreten? Kann ich denen aus tiefstem Herzen vergeben, die an meiner Opferrolle beteiligt** waren? Erkenne ich den Sinn solcher Erkenntnisprozesse in mir an? Bin ich bereit, endgültige Heilung an Erlebnissen aus meiner Vergangenheit zuzulassen? Kann ich mir selbst vergeben, bestimmte Dinge an mir zugelassen zu haben?» Haben wir uns nun auf Seelenebene vorgenommen, diese Erfahrungen an uns zu heilen, so werden sie uns in dieser Inkarnation nochmals in entsprechender Form präsentiert, um bewusste Schritte der Lösung, der Vergebung und der Heilung gehen zu können.

Viele von uns identifizieren sich so stark mit diesen Erfahrungen, dass sie in diesem Leben in die Ohnmacht gehen, in die Inaktivität, die Sprachlosigkeit, in Schuld oder auch in die Wut. Sie sind in ihrem ganzen Gehaben, in ihren Emotionen und Mustern von solchen vergangenen Leben geprägt und leben, oft ohne es zu wissen, noch diese Programme. Oft identifizieren sie sich so stark mit diesen früheren Erlebnissen, dass sie sich im Opferleben fast wohlfühlen, und die Gewöhnung daran eine wesentliche Prägung darstellt. So fragen wir uns: «**Wie bin ich? Was behindert mich meiner Entwicklung? Was hält mich zurück? Warum bin ich nicht in der Freude? Warum schrecke ich so oft zurück, mich tatsächlich zu entfalten und völlig zu mir zu stehen?**» Antworten wir uns: «*Ja, ich freue mich an dieser inneren Arbeit. Ich bin bereit, durch alle Erfahrungen nochmals zu gehen, aber nicht, um in ihnen immer wieder zu verharren, sondern sie als das zu sehen, was sie sind: Information und Erfahrung. Ich beschließe, mich aus all dem zu lösen.*»

Wenn wir eigene vergangene Leben in Bildern dargestellt bekommen, im Rahmen von Rückführungen oder Meditationen, und dann die großen Zusammenhänge des eigenen Seins erkennen, dann wissen wir, dass wir auch großartige Leben hatten: als wunderbarer Heiler, als weiser Herrscher, als Freund der Armen, liebevoll und großzügig, gütig und weise. Und wir fragen uns: «Warum bin ich jetzt nicht so? Wo sind diese Eigenschaften geblieben? Warum verhalte ich mich jetzt so oft anders? Was hat mich zu dem gemacht, wie ich jetzt bin?» Solche Leben kommen viel seltener in unser Bewusstsein und zeigen sich in inneren Bildern. Leben mit schmerzhaften Erfahrungen dominieren offenbar, weil diese nach Heilung verlangen.

Selten konfrontieren wir uns mit unseren Täterleben. Wir scheuen uns davor und wollen diese Erfahrungen und Erlebnisse an uns oft gar nicht wahrhaben. Werden wir uns ihrer bewusst und sehen sie im Detail an, dann werden wir plötzlich traurig, ganz klein, sehr betreten und fragen uns enttäuscht: «Auch das war ich? Wo war da eigentlich mein Mitgefühl? Wie konnte ich dies tun? Wie konnte ich grausam und hart sein? Was trieb mich dazu, fanatisch zu sein und über Leichen zu gehen? Warum und in welchem Zusammenhang konnte ich Entscheidungen treffen, die anderen und damit mir selbst Schmerzen zufügten?» Vergessen wir in diesem Zusammenhang nicht, dass alles, was wir tun, auch in uns energetisch abgespeichert ist und bleibt, bis wir es geheilt haben. WIR VERLETZEN UNS UND UNSER SEIN GLEICHERMASSEN, WENN WIR ANDERE VERLETZEN. Die Wunde, die wir anderen zufügen, bleibt bis zur Heilung auch in uns bestehen. Ja, die Konfrontation mit unseren Täterleben ist schmerzhaft. Sie bringt uns oft an den Rand des Ertragbaren, weil uns bewusst wird, dass uns die Entscheidungen unserer Täterleben nachhaltig geprägt haben. Das, was wir anderen an Schmerz zugefügt haben, damit haben wir uns auch selbst getroffen. Wir haben auch uns selbst in diesen Täterleben tiefe Wunden zugefügt, Wunden, die zum Teil vernarbt sind, zum Teil aber noch bluten. Manches aus diesem Täterleben prägt bis heute unser jetziges Leben: Die Angst vor erneutem Versagen, vor Missbrauch der eigenen Kraft und Macht, das tiefe Empfinden von Schuld und Trauer, das uns oft ganz unerklärlich ist, das starre Festhalten an korsettartigen Regeln und Dogmen, um uns der Freiheit der

Entscheidung zu berauben, aus Angst, wieder zum Täter zu werden, und uns darin einigermaßen sicher zu fühlen. Und wir mögen uns fragen: «Warum halten wir all dies noch immer? Warum müssen wir uns nochmals damit konfrontieren? Warum wird es uns bewusst? Warum fühle ich, dass sich so viel Widerstand in mir regt, meine Täterhandlungen anzusehen? Warum will ich sie von mir wegschieben und mich nicht damit konfrontieren?» Die Antwort lautet wohl: «*Weil es uns so weh tut, uns so zu sehen. Weil die Konfrontation damit, was wir an uns gar nicht wahrhaben wollen, oft die ganze Bandbreite unserer Schattenaspekte zeigt. Weil wir oft nicht wissen, wie wir damit umgehen sollen. Weil wir uns selbst nicht so vergeben wollen oder können. Weil wir uns so schuldig fühlen.*» So bekräftigen wir: «*Ja, ich will mir vergeben und aus tiefstem Herzen verzeihen. Ich will Ausgleich mit mir und anderen suchen und finden. Ich will auch meine Schattenseiten ansehen und sie umarmen.*» Wir werden mit unserer Vergangenheit umgehen können, wenn wir uns nicht mehr schuldig fühlen, sondern das große Bild sehen, für alles, was durch uns geschehen ist, Verantwortung übernehmen, es tätig ausgleichen und um Vergebung bitten, und uns selbst verzeihen. Vergessen wir nicht: Der Weg in das Licht geht durch den Schatten.

Manche Erfahrungen in unseren Täterleben entsprechen auch Haltungen, die wir in der jetzigen Inkarnation in keiner Weise tragen, und die uns deshalb besonders bestürzt machen. Wir müssen uns jedoch bewusst sein, dass all diese Erfahrungen und Handlungen Teil unserer Prägung sind. Sie sind in unserem feinstofflichen Körper abgespeichert. Dadurch können sie sich aber auch materialisieren und in unserem physischen Körper festsetzen und zu einer physischen Krankheit führen. Damit bestimmen sie zu einem bestimmten Grad unser jetziges Sein. Dadurch sind wir in unserer Freiheit des Fühlens, Handelns und Denkens eingeschränkt, weil wir nach diesen Prägungen leben, und uns selbst, aber auch die Umwelt, durch den Schleier und den Nebel solcher Erfahrungen wahrnehmen.

So bleibt uns die wahre göttliche Essenz, unser eigenes, spirituelles Wahres Selbst, in allem was ist, zu einem gewissen Ausmaß verborgen. Es strebt alles in unserem Sein nach Ausgleich, nach Heilung. Es gilt also sich selbst zu sagen: «*Ja, auch das war ich. Ich übernehme Verantwortung und sage, es tut mir von Herzen leid, dass ich dies getan habe. Ich bedaure die Schmerzen und die Trauer, die ich in anderen ausgelöst habe. Ich fühle aus tiefstem Herzen mit denen, die durch mich Verwundung, Vergewaltigung, Folterung und Tod erlitten haben. Ich will es ausgleichen. Ich will es wieder gutmachen. Ich will in diesem Leben anders sein. Ich bitte aus reinem Herzen andere um Verzeihung und Vergebung und verzeihe auch mir selbst.*»

Der Weg dorthin beinhaltet durchaus auch die Begegnung mit anderen auf Seelenebene, und das Bitten um Vergebung und Verzeihung, das Bedauern aus tiefstem Herzen, und den Ausgleich in diesem Leben, wie auch immer sich uns Gelegenheiten bieten. Wird nun von der Seele der anderen diese Vergebung ausgedrückt, dann löst sich aus dem unbewussten Sein des anderen die Energie dieser Tat und wird uns zurückgegeben. Wir erhalten die Tatenergie zurück und nehmen sie an. Wir nehmen sie ohne Schuld, ohne Widerstand, sondern im Bewusstsein an, dass sie zu uns gehört und zu unserem Leben, zu unserer Seelenerfahrung. Dann bringen wir diese Energie der Vergebung mit unserer Energie der Tat in den Ausgleich. Wir identifizieren gefühlsmäßig das, was der Täterenergie entspricht, in unserem Energiekörper, und verbinden es mit der Vergebungsenergie und vergeben uns damit schließlich selbst. Dies ist nicht in erster Linie ein energetisch-technischer Vorgang, sondern ein tiefempfundener Prozess, der aus tiefstem Herzen kommt. So kann ein Weg der inneren Heilung aussehen. Deshalb ist es heilsam, seine

Täterleben anzusehen. Ja, es tut manchmal sehr weh. Wenn man jedoch mutig ist und sich alles ansieht, was zu uns selbst gehört, unsere eigenen Erfahrungen über die Inkarnationen, dann treten wir plötzlich auch aus der Wertung der Handlung anderer heraus, dann verlieren Schuldzuweisungen an Bedeutung, dann lassen wir Verurteilungen sein, im Bewusstsein der eigenen Erfahrungen und der Limitation unserer Persönlichkeit. Sagen wir nicht: «*Ich habe keine Täterleben. Ich war und bin immer Opfer gewesen. Ich habe mir nichts zu vergeben.*» Wenn wir diese Haltung vertreten, so verwehren wir uns der Möglichkeit, Ordnung in uns zu schaffen, die Vorhänge vor uns selbst wegzuziehen, und uns in aller Klarheit zu sehen.

Es stellt sich nun die Frage «**Muss ich immer in frühere Leben zurück? Muss ich auf Seelenebene mit der Energie längst Verstorbener kommunizieren, um Vergebung zu erlangen?**» Die Antwort lautet: «*Manchmal kann das notwendig sein. Manches Mal kann der Weg auch über die Beobachtung der jetzigen Inkarnation führen und ausreichend Information bieten, um die Zusammenhänge wahrzunehmen.*» Auch in diesem Leben haben wir Opfer und Täterepisoden. Wenn wir in unserem Leben zurückgehen und unsere Entscheidungen genau wahrnehmen, so werden wir bemerken, dass wir auch in diesem Leben anderen Schmerz zugefügt haben, und uns nicht immer nach den Grundsätzen von Liebe, Mitgefühl, Frieden und Achtsamkeit verhalten. Darum ist es heilsam, in diesem Leben mit anderen das auszugleichen, was uns bewusst wird, und um diese Bewusstheit auch zu ringen.

SELBSTBEOBACHTUNG – KÖRPER

Erkennen wir doch die Information, die uns unser Leben bietet. Beobachten wir: «**Was und wie erlebe ich? Was kommt auf mich zu? Wie reagiere ich und wie entscheide ich?**». Öffnen wir uns der neutralen, absichtslosen und unbeeinflussten Beobachtung. Sind wir uns der liebevollen Sinnhaftigkeit von allem was ist, von allem was wir erleben, bewusst. Nehmen wir Zusammenhänge wahr, dann werden wir auch unsere Heilungsschritte vornehmen, die uns in unsere Lebensfreude zurückführen.

Die Lebensfreude als Grundhaltung unseres Seins beeinflusst auf vielen Ebenen unser Wohlbefinden auch in körperlicher Hinsicht (Abb. 13).

Unser physischer Körper steht unter dem Einfluss:
- unseres Bewusstseins
- unserer Gedanken
- unseres Emotionalkörpers
- unserer spirituellen Ebene.

Die Seele kreiert den Körper, der uns die Erfahrungen ermöglicht, durch die wir gehen sollen.
Es ist Zeit, sich der Ganzheitlichkeit zu öffnen.

Abbildung 13: **Der Geist formt den Körper (vgl. Epigenetik)**

Unser Körper sieht nicht zufällig so aus, wie er ist. Unser Körper fühlt sich auch nicht zufällig so an, wie er sich anfühlt, sondern er entspricht unserem inneren Sein, unserem Wesen. Aus diesem Grund verändern sich Aussehen und Ausstrahlung, abhängig von unserem energetischen Zustand. Wir empfinden Menschen, die verliebt und glücklich sind, als besonders strahlend, und andere nehmen wir unterschiedlich wahr.

An unseren Körpern gestaltet sich primär all das, was wir in dieses Leben mitbringen. Das beinhaltet Vererbung auf ganz verschiedene Art und Weise. Wir bekommen physische Eigenschaften von Eltern und Großeltern vererbt, aber auch psychische. Der kleine Enkel ist mit seinen vier Jahren zum Beispiel genauso jähzornig wie sein Großvater, und diese emotionale Eigenschaft formt den kleinen Körper wieder. Die kleine Enkelin schaut sich von Mutter oder Großmutter das Helfen ab, ist ganz darauf fokussiert, und lebt gar nicht ihre spielerische Kindheit, sondern sehr früh Pflicht und Leistung.

Die grundsätzliche Frage ist: **«Warum bin ich so, wie ich bin? Was will ich behalten, was will ich aus mir herauslösen? Wie erkenne ich, wie mir manches in mir dienen kann?»** Wir bekommen also emotionale Muster vererbt: In unserer Zeit ist ein oft vererbtes Muster bei Frauen, sich klein und unterwürfig zu fühlen, sich der männlichen Kraft und Macht auszuliefern und ohnmächtig dagegen zu sein. Oft dauert es lange bis eine Frau mutig genug ist, sich nicht dem männlichen Prinzip unterzuordnen oder es gar selbst zu tragen, sondern das weibliche Prinzip in Klarheit aufrecht zu halten, und mit Liebe und Selbstbewusstsein dem männlichen Aspekt des Machtbedürfnisses gegenüberzutreten. Das ist es, was derzeit an vielen Orten dieser Welt geschieht. Das entspricht einem Prinzip des Wassermannzeitalters. Wir alle können diesen stattfindenden Paradigmenwechsel sehr gut beobachten, wenn wir tiefe Gespräche mit Frauen führen.

Manche Vertreterinnen des Feminismus haben anfänglich energetisch viele männliche Aspekte angenommen, um Zeichen zu setzen, und im Rahmen dieses Prozesses der weiblichen Sache gedient. Manche zeigten diese männlichen Aspekte auch in ihrer körperlichen Ausstrahlung. Schrittweise beginnt sich ein Ausgleich abzuzeichnen, und der sogenannte Kampf der Geschlechter wird zugunsten der gegenseitigen Toleranz abnehmen (vgl. das männliche und weibliche Prinzip – Abb. 11, 12). Es gilt, im Rahmen des Ausgleiches manchen männlichen Aspekten zu entsprechen, und diese in sich zu kultivieren, und andererseits durch eigene Selbstermächtigung Prinzipien wie Liebe, Güte und Mitgefühl in das eigene Leben und auf diese Welt zu bringen und hier verstärkt zu verankern.

Bei Männern geschieht das Gleiche, nur oft in umgekehrter Weise. Hier sei auf die Limitation durch Verallgemeinerung hingewiesen. Männer sollen nicht schwach und unterwürfig werden, sie sollen ihre Männlichkeit nicht verlieren, sondern ihre Männlichkeit gefühlvoll leben. Sie sollen ihren Intellekt mit Demut, ihre Härte mit Weichheit verbinden, ihre Zielbewusstheit mit der Freude an ihrem Weg, dann wird sich das auch in ihrem körperlichen Ausdruck zeigen.

So kann und muss jeder Mensch das männliche und weibliche Prinzip vereint in sich leben und verbinden, um ausgeglichen in der eigenen Mitte in Frieden und Ruhe Schritte zu setzen, Möglichkeiten wahrzunehmen und Entscheidungen zu treffen, und es so auch dem physischen Körper zu ermöglichen, seine eigene Entwicklung zu gehen. Das ist es, was jetzt gerade schrittweise in das Bewusstsein vieler dringt, und zu vielen Änderungen führt, so lange bis Männer verstehen, dass es wunderbar ist, die eigene Kraft zu leben und eine starke Frau an seiner Seite zu haben, die aber Frau bleibt, die ihre Sanftheit und ihr Frausein lebt – und wenn Frauen erkennen: *«Ich mag einen starken Mann, der bei aller*

Stärke auch Sensibilität, Rücksichtnahme und Zärtlichkeit lebt.»
Der Ausgleich des männlichen und weiblichen Aspekts in uns wird von unserem Körper als besonders wohltuend empfunden. Dieses Paradigma befindet sich derzeit im Aufbruch, und es gibt im Gegensatz dazu mutige Frauen, die oft sogar aus materieller Geborgenheit in die Unabhängigkeit mit sehr viel Angst und Unsicherheit gehen, und oft auch Gefahr laufen, materiell in Schwierigkeiten zu kommen, weil sie in sich fühlen, aufbrechen zu müssen, und ihr Leben in eigene Hände zu legen.

Das Universum hilft, wenn sie diesen Weg gehen. Niemand, der diesen Weg geht, soll zugrunde gehen, denn das würde dem Bibelwort widersprechen: «Sehet die Vögel unter dem Himmel an: Sie säen nicht, sie ernten nicht, sie sammeln nicht in die Scheunen; und Euer himmlischer Vater nährt sie doch. Seid Ihr denn nicht viel mehr denn sie.» (Matthäus 10, 29–31) Wenn wir also bewusst diesen Weg mit Liebe im Herzen gehen und die Stärke unseres Seins leben, werden uns auch die Möglichkeiten gewiesen, also: *«Haben wir Vertrauen»*. Bekräftigen wir für uns: *«Ja ich habe Vertrauen. Ich stehe zu mir. Ich gehe den Weg, den mir mein Herz zeigt und nicht den, der mir aus Angst und Verzweiflung vorgegeben wird.»*

Der Geist formt den Körper. Das heißt, der physische Körper steht unter dem Einfluss unseres Bewusstseins, unserer Gefühle und Gedanken, unserer Emotionen (vgl. Abb. 13): Der Körper formt sich nach der Weiche und nach der Gelassenheit, und er formt sich natürlich auch nach dem Zorn, und nach allem, was in uns ist. Jedes schmerzhafte körperliche Symptom ist Ausdruck einer inneren Disharmonie, spricht für eine innere Blockade oder für eine innere Haltung, die Heilung bedarf. Es wird uns daher klar, dass der Körper nicht isoliert zu betrachten ist, sondern dass es unendlich viele Vernetzungen in aller nur möglichen Art und Weise gibt, die Körper und Geist miteinander verbinden.

Aus diesem Grund ist es so wichtig, die Aspekte, die wir am eigenen Körper bemerken, in Botschaften für uns selbst umzuformen und zu übersetzen. Vergessen wir nicht: «*Ich bin Ursache. Ich bin Wirkung. An mir zeigen sich Ursache und Wirkung. Ich brauche nur hinzusehen und hinein zu fühlen. Ich bin mit allem verbunden, was ich erlebe, und bin Ursache.*» (vgl. Abb. 10). Und beides geht nur im ICH BIN. Das geht nur im Augenblick, im Sein, im Momentum. So wichtig es sein kann, in die Vergangenheit zu sehen, um Erklärungen zu suchen und zu finden, so wichtig es für manche von uns sein kann, auch für die Zukunft zu wünschen und zu planen, so sehr muss unser Fokus im Augenblick liegen. Fragen wir uns: «**Was kann ich in diesem Augenblick für mich tun? Bin ich in meiner Stärke, oder entscheide ich in einer Emotion, im Zustand der Schwäche, im Zustand der Trauer oder der Angst? Fühle ich, dass mein Sein mein Tun bedingt, und mein Tun mein Sein beeinflusst?**»

Unsere Entscheidungen und Taten sind immer davon abhängig, in welchem augenblicklichen energetischen Zustand wir sie treffen und durchführen. Unser Körper reflektiert unseren energetischen Zustand. Geben wir uns vorbehaltlos, neutral, ja absichtslos Antworten auf unsere Fragen. Den Fokus unseres Interesses, unserer Aufmerksamkeit aus dem Außen abzuziehen und in das Innere zu führen, das ist es, was uns die Antworten gibt, in der Stille auf die eigene innere Stimme zu hören. Kommunikation mit anderen erlaubt Erfahrung im Außen, erlaubt uns die Spiegelfunktion, die andere an uns erfüllen, wahrzunehmen oder die eigene zu erkennen und aus ihr zu lernen. Erst das Fühlen in sich selbst, das Erkennen des wahrhaftigen Ist-Zustandes, das erst ist es, was uns unsere Schritte gehen lässt: «**Was fördert, was behindert meine Entwicklungsschritte? Was blockiert in mir das Leben meines ganzen Potenzials, aller meiner Möglichkeiten? Was verhindert meine Essenz, mein wahres Sein, mein Höheres Selbst zu erkennen?» Die Antwort kann lauten: «*Es sind die Prägungen, die uns nach Mustern leben lassen, die den Schleier vor unsere Wahrnehmungen halten, die die Themen unserer Gedanken so stark fixieren, dass wir uns daraus nicht lösen können, und die unsere Emotionen durch Resonanz auslösen, und die uns blind machen und blind uns selbst gegenüber halten. Deshalb kann ich oft nicht frei, liebevoll, mitfühlend und achtsam mit mir und anderen umgehen.*»

REINKARNATION – PRÄGUNG

«Was können wir unter Prägungen verstehen?». Um uns dieser Fragestellung zu nähern, ist es zielführend, sich Gedanken über die Reinkarnation zu machen. Eine Seele nimmt nach dieser Meinung nicht nur einmal einen Körper an, sondern oftmals. Sie bringt die Erfahrungen früherer Leben mit in die jetzige Inkarnation. Zuvor jedoch bereitet sie sich auf der Basis der Göttlichen Schöpfung einen Rahmen für die Inkarnation, um die ungeheilten Aspekte, für die die Möglichkeit der Heilung im jetzigen Leben besteht, zu erleben.

Mit Bedacht ist hier als Diktion die Möglichkeit gewählt. Die Prägungen betreffen den individuellen Weg über die verschiedenen Inkarnationen, betreffen Aspekte der Ahnenreihe und Aspekte, die die Menschheit als Ganzes betreffen. Dieses Konzept ist mit der Kontinuität unserer individuellen Seele erklärbar. Diese Seele ist ganz und vollkommen und Teil der Gesamtseele Menschheit. Sie ist also Ganzes und dennoch Teil. So ist auch die Trennung in eigene Aspekte, Aspekte der Ahnenreihe und Aspekte des Planeten eine willkürliche. In letzter Konsequenz können wir uns nicht von Aspekten unserer Familie, von Aspekten der Menschheit trennen, da wir zutiefst alle mitsammen, und alle mit allem, verbunden sind. Mit diesen Prägungen früherer Inkarnationen kommen wir also in diese Welt, und sie lassen uns unser Leben so empfinden und wahrnehmen, wie wir es tatsächlich tun. Wir dürfen dabei nicht vergessen, dass das nur Prägungen sind, man könnte also sagen, zusätzliche Energien, die wir im Laufe der Jahrhunderte in unsere Energiekörper aufgenommen haben, die dem entsprechen, wie wir im Augenblick sind, wie wir uns fühlen und denken. Sie entsprechen nicht dem, was unsere eigene ESSENZ, unser wahres Sein ausmacht. Das ist vergleichbar mit einem Rucksack, den wir mit uns tragen, den wir jedoch jederzeit auspacken können. Vor einer Wanderung füllt man den Rucksack an, und wenn man vom Berg wieder zurückkommt, räumt man den Rucksack wieder aus, und so ist es auch hier: Wir bringen diesen Rucksack gefüllt mit dem, was wir an uns selbst heilen wollen, in diese Welt, und sind uns dessen vielfach nicht bewusst. Das Entscheidende ist, den Rucksack hier auszupacken, und all das, was wir an mentaler, emotionaler und spiritueller Vererbung, an Mustern und Themen mitgebracht, eben vererbt bekommen haben, hier bewusst und nach dem freien Willen, nach eigener autonomer und autarker Entscheidung loszulassen und zu heilen. Dies ist ein wesentlicher Lebensinhalt.

Um die Traumen jedoch zu heilen, müssen sie uns zuerst einmal bewusst werden. Wenn etwas im Unterbewusstsein verborgen liegt, dann können und müssen wir es aus dem Unterbewusstsein herausholen, wenn wir wollen, dass es uns wirklich bewusst wird. Es muss uns bewusst werden, auf irgendeine Art und Weise, damit wir uns dem Inhalt nähern, den Zusammenhang erkennen und so bearbeiten können. Oft geschieht die Bewusstwerdung dadurch, dass wir mit den Traumen in der Kindheit nochmals konfrontiert werden, anderes wird uns im

Laufe des späteren Lebens präsentiert, und erlaubt uns so in ganz unterschiedlichen Lebensphasen eine Bewusstwerdung und die Möglichkeit der Auseinandersetzung und Heilung, ohne dass uns die Gesetze der Wahl des Zeitpunktes, der Präsentation des Themas klar und nachvollziehbar sind.

Besonders die Zeitspanne, in der viele von uns ihr aktives Berufsleben beendet haben, birgt die Möglichkeit in sich, sich intensiver dem eigenen zuzuwenden, im Rückblick bestimmte Lebensphasen anzusehen, in sie hineinzufühlen, Schmerz und Trauer oft nochmals zu erfahren, sich aktiv damit auseinanderzusetzen, und durch innere Heilungsschritte nicht nur sich selbst, sondern auch anderen Beteiligten die Möglichkeit zu geben, sich selbst zu heilen. Vergessen wir in diesem Zusammenhang nicht: Vergeben bedeutet eigentlich zurückgeben: «*Ich gebe Dir die Energie Deiner Tat, die ich als schmerzhaft empfunden habe, zurück, damit Du Dich in Eigenverantwortung mit dieser Situation auseinandersetzen und diese Situation für Dich selbst lösen kannst. So bin ich von dieser Energie befreit. Ich habe mich daraus gelöst, sie abgegeben.*»

In diesem Zusammenhang kann uns bewusst werden, dass unsere Seelen Teil der Weltseele sind, und etwas, was einmal aus einem Ganzen entstanden ist, immer Teil des Ganzen bleibt, auch wenn es sich geteilt hat. Daher sind Heilungsschritte, die wir an uns durchführen, die in unserer Seele Widerhall finden, durch die Kommunikation mit allen Seelen auch Information und Möglichkeit der Heilung für andere. Nehmen wir dies als Modell von Kommunikation und Information, so merken wir die Nähe zur Quantenphysik, die sich nur durch Bewusstsein als Information erklären lässt. Es spricht auch die Quantenphysik von einem Ganzen, das auch geteilt verbunden bleibt (Zwillingsphotonenexperimente), und von einem unendlichen Pool an Möglichkeiten, von denen sich erst eine dieser Möglichkeiten durch unsere Intention: Der Verbindung mit dem eigenen Selbst und der bewussten Entscheidung, der Verbindung mit dem Göttlichen, um die universale Energie wirken zu lassen, manifestiert. Die Quantenphysiker sagen dazu: Die Welle ist kollabiert, was übersetzt bedeutet: Aus der Energie ist Materie, ein Teilchen geworden.

Wird uns nun im Namen unserer Prägung ein Trauma, eine schmerzhafte Erfahrung, als Täter oder Opfer bewusst, so beginnt sich unser ganzer Energiekörper: Mit allen Frequenzen, also Ätherkörper in Verbindung mit unserem physischen Körper, mentaler, emotionaler und spiritueller Energiekörper mit diesem Thema auseinanderzusetzen. Dies geschieht nicht unabhängig voneinander, sondern stellt eine ganzheitliche Reaktion unseres Seins dar, im Sinne der durch dieses Thema ausgelösten Resonanz. Werden wir also mit einem Thema konfrontiert, so reagiert unser Körper, unsere Gedanken, Gefühle, Emotionen und unsere Seele, wir reagieren ganzheitlich.

Alles schwingt und wird durch Schwingung definiert		
Schwingungsfrequenz	Aggregatzustand des Wassers	Ebenen des Seins
schnell	Wasserdampf	spirituell emotional
	Wasser	mental ätherisch
langsam	Eis	physisch

Abbildung 14:
Schwingung: Die Frequenz der Schwingung vom Körper und Geist im Vergleich zu den Aggregatzuständen des Wassers.

So entwickelt
1. unser Körper Schmerz, Unwohlsein, Spannung oder erkrankt sogar letztendlich physisch.
2. Unsere Gedanken suchen Erklärungen, sie verdrängen und projizieren.
3. Unsere Emotionen melden sich in Form von Wut, Eifersucht, Ärger, Enttäuschung.
4. Wir gehen mental und emotional in den Widerstand und die Trennung, in Verbindung oder Lösung.
5. Unsere Seele will uns Sinn und Erkenntnis durch die innere Stimme bewusst machen, und erst der Schritt in die bewusste Auseinandersetzung birgt Heilung in sich.

Manche Mechanismen wie Projizieren, Verdrängen und Rationalisieren sind reine Abwehrmaßnahmen, die dazu führen, dass das Thema von unserer Bewusstheitsoberfläche verschwindet, und sich in die Versenkung des Unterbewusstseins zurückzieht (vgl. Fassaden und Masken, Blockaden). Wird durch eine äußere Situation, einen Trigger, das Thema erneut aufgeworfen, so kommt es oft mit größerer Heftigkeit wieder, bis uns Einsicht, klärende Gedanken, Änderung unserer Grundhaltung Schritte zur Lösung und Heilung gehen lassen.

VOM WESEN DER KRANKHEIT

Eine physische Krankheit dürfte dann entstehen, wenn eine kritische Größe und Stärke der krankheitsauslösenden Ursachen erreicht ist, wenn also, durch die eigene Energie getriggert, von unserem ganzen Sein aus dem Feld der unendlichen Möglichkeiten: Physische Krankheit gewählt wird. Viele werden jetzt einen inneren Widerstand verspüren und meinen: «*Ich habe meine Krankheit nicht gewollt, und trotzdem bin ich krank geworden.*» Und die Antwort ist: «*Viele von uns haben sich ihre Krankheit nicht gewünscht, und dennoch hat etwas in uns die Zustimmung zur Krankheit gegeben, um auf die Notwendigkeit eines inneren Heilvorganges in uns hingewiesen zu werden.*» So könnte man also sagen: «*Krankheiten geschehen gesetzhaft, nach Gesetzen der Energie, der Energiestärke, der Resonanz, der Natur, und vielleicht vergleichbar mit dem Konzept der Quantenphysik.*» So liegt der Entstehung einer Krankheit unser eigenes individuelles Sein zugrunde. Krankheitsentstehung ist ein individueller Prozess. Kein Tumor gleicht nach der genetischen Struktur dem anderen, und wahrscheinlich ist die wirksamste Prävention einer physischen oder psychischen Erkrankung die innere Heilung aller prägenden, traumatisierenden Aspekte, die uns Energie rauben, die uns in Angst, Schmerz und Trauer versetzen, die uns Schuld, Sünde und Enttäuschung fühlen lassen, Bedeutungslosigkeit und Unwert, die in uns Ohnmacht und Hoffnungslosigkeit wachrufen und Hilflosigkeit, Selbstzerstörung, Selbstaufgabe.

All diese Aspekte trennen uns von unserer in uns wohnenden göttlichen Schöpferkraft, von Liebe und Mitgefühl zu uns und anderen, von Gelassenheit, Demut, Mitte, Harmonie und Neutralität, von Freude, Frieden, Glückseligkeit, Erfüllung und Vollendung. So fragen wir uns: «Was hat bei mir dazu geführt, zu erkranken? Worin bestanden die auslösenden Ursachen? Warum konnte ich mich nicht schützen? Erkenne ich den großen Zusammenhang? Nehme ich an mir selbst wahr, dass Erkranken einen individuellen Prozess darstellt? Fühle ich in mir, dass die Selbstheilung eine wesentliche Basis zur Heilung darstellt?» Die Ausprägung unseres individuellen Genoms ist genetisch und epigenetisch gestaltet, durch individuelle Erfahrung, durch Vererbung, durch Ahnen oder durch das Massenbewusstsein. Dies alles gilt es anzusehen, zu erfühlen und wahrzunehmen auf allen Ebenen und nach den zugrundeliegenden Ursachen für eine physische Erkrankung zu erforschen.

EPIGENETIK

Zuvor ist das Wort Epigenetik gefallen. Unter Epigenetik versteht man die Prozesse, die an unserem genetischen Apparat durch bestimmte Einflüsse entstehen können, das, was den genetischen Code ändert, was auf Basis der Gene geschehen kann, oder was beeinflussbar auf Basis unserer Gene geschieht. Das Genom ist also dynamisch und nicht statisch. Epigenetische Veränderungen können zum Beispiel durch den Grad der Methylierung auch molekularbiologisch nachgewiesen werden, vorstellungsmöglich sind auch rein energetische Beeinflussungen des Genoms zur Beeinflussung von Regelkreisen und energetischen Bahnungen, ohne dass physische Veränderungen nachweisbar sind. Ohne das Verständnis der Epigenetik ist die menschliche Evolution nicht zu erklären und die vielen Schritte, die die Menschheit im Laufe ihrer langen Evolution gegangen ist. Die Beschäftigung mit der Epigenetik ist ein relativ neuer Zweig in der Medizin, der faszinierende Ein- und Ausblicke sowie Erklärungsmöglichkeiten anbietet.

Manche Tumore können durch sogenannte Spontanmutationen entstehen. Dies bedeutet eine punktuelle Veränderung des genetischen Apparates, die eine krankhafte Auswirkung hat. Die Ursache dieser Spontanmutationen ist letztendlich unbekannt. Es gibt Theorien, die einerseits die Ursache in der Umwelt suchen, andererseits gibt es auch Erklärungsmöglichkeiten auf rein energetischem Gebiet. Konzentriert man sich auf die energetische Ursache, so stellt sich die Frage: «**Warum ist eine solche Mutation, wenn sie energetisch bedingt ist, durch die Lösung aus dieser Energie, durch die Heilung dieser Energie, nicht reversibel? Warum sollten die Selbstheilungskräfte hier nicht wirksam werden können?**» Durch Mutationen eines tumorverhindernden Gens kann erblicher Brustkrebs entstehen. Es erkranken jedoch nicht alle Frauen, die diese Mutation in ihrem Genom haben, sondern vielleicht nur 90 Prozent. «**Warum erkranken manche nicht? Wie verhalten sich die Nichtbetroffenen, um nicht zu erkranken? Können sie sich gegen den Ausbruch der Erkrankung wehren? Können sie andere schützende Faktoren ihres Genoms «hochfahren», um die Erkrankung zu verhindern? Können wir uns energetisch so formen und kreieren, dass wir eine genetische Prädisposition prinzipiell neutralisieren können?**»

Die Meinung besteht bei vielen, dass solche belastenden, emotionalen Muster bei entsprechender Stärke zur physischen Erkrankung führen, freudvolle Aspekte eher mit physischer Gesundheit verbunden sind. Abb. 15 will einige Denkanstöße in dieser Richtung geben. In diesem Zusammenhang muss

Das menschliche Genom – die Gesamtheit der vererbten Muster trägt individuell und universell		
alle belastenden	und	alle freudvollen Aspekte und Grundhaltungen
▶ Schuld ▶ Sünde ▶ Trauer ▶ Angst ▶ Enttäuschung		▶ Freude ▶ Glückseligkeit ▶ Wohlbefinden ▶ Ausgeglichenheit ▶ Spielerischkeit
mit sich, die die gesamte Menschheit betreffen. Dies nennt man emotionale Vererbung.		
Die GLOBALE Heilung dieser emotionalen Vererbung kann nur durch spirituelle Entwicklung einer kritischen Anzahl von bewusst handelnden Menschen erreicht werden.		

Abbildung 15: **Vererbung emotionaler Muster**

uns bewusst sein, dass wissenschaftlich keine harten Fakten auf diesem Gebiete vorhanden sind, dass die exakte Qualifizierung und Quantifizierung, aufgrund der Komplexität von emotionalen Prozessen und der Auseinandersetzung mit dem eigenen Selbst, schwierig ist. Doch ist es die Aufgabe von manchen, die sich einen Blick für das Ganze bewahren, Fragen zu stellen und zumindest mögliche Vorstellungen zu diskutieren. Nehmen wir als Beispiel den über Jahrtausende sich vielfach darstellenden Aspekt der Gewalt her. (Abb. 16)

Dieser Aspekt Gewalt bringt Leid, Trauer, Schmerz und Tod über viele Menschen, heute, wie in der Vergangenheit. Es ist sicher der Mehrzahl aller Menschen auf diesem Planeten bewusst, dass Gewalt niemals zur Lösung eines Problems beitragen kann,

> **Gewalt ist Ausdruck des Sieges:**
> ▸ der Materie über den Geist.
> ▸ des Schattens über das Licht.
> ▸ des Triebes über das Herz.
> ▸ der Stärke über die Schwäche.
> ▸ der zügellosen Kraft über das Wehrlose.
> ▸ des Besitzes über den Abhängigen.
> ▸ des Wissens über die Weisheit.
> ▸ des Denkens über das Fühlen.

Abbildung 16:
Gewalt als Ausdruck von Dominanz und Disharmonie

sondern ausschließlich immer zu neuen Gewalttaten Anlass gibt. Wesentliche emotionale Triebfedern zur Gewaltausübung sind Gier, Neid, Hass, Eifersucht, Wut, Angst und anderes. All das führt zu unermesslichem Leid. Es stellt sich die Frage: «Wie kann die Menschheit aus dieser Gewaltspirale heraustreten? Wie kann dieser gordische Knoten entflochten werden? Ist es ein Gesetz, dass Gewalt niemals aufhören kann? Was kann, darf und muss die Menschheit lernen? Welche sind die Mechanismen, durch die ein solches Muster fortgeschrieben wird?». Offenbar ist das Massenbewusstsein in der Lage, kontinuierlich Muster epigenetisch zu manifestieren, nach denen viele handeln, ohne dass ihnen bewusst ist, dass sie unter diesem Einfluss stehen. Unser Genom steht nach dieser Auffassung also unter prägender belastender Kontrolle, die nur durch eigene spirituelle Entwicklung, durch die Verantwortung durch das eigene Selbst und Sein durchbrochen und aufgelöst werden kann. Solche Themen können nur epigenetische Forschungen schlüssig beantworten. Voraussetzung zur Änderung einer Grundhaltung der Menschheit sind sicher Erkennung und Akzeptanz des Problems, Bereitschaft und Glaube an die Möglichkeit der Änderung, Liebe zur eigenen Schöpfung und grundlegende Änderung des sozialen Gefüges.

ZUGANG ZUR EIGENEN GENETISCHEN SCHABLONE

Im Folgenden seien zwei Möglichkeiten beschrieben, wie man Zugang zu unserer genetischen Schablone bekommen und den veränderten Genbereich heilen könnte. Unsere Absichten im unbedingten Vertrauen in die eigene Schöpferkraft sind Voraussetzungen für diesen kreativen Akt. (Abb. 17)

Wir sind die Schöpfer unseres eigenen Seins

Wollen wir bleiben, wie wir sind – oder haben wir den Wunsch, uns bewusst weiterzuentwickeln?

Voraussetzung zur Weiterentwicklung:

1. Wertschätzung des eigenen Seins.
2. Dankbarkeit für die Erfahrung.
3. Klare Absicht: Ich will etwas ändern.
4. Eindeutige Zielvorgabe: Was will ich ändern?
5. Sich's zutrauen.
6. Technik – Tun.

Abbildung 17: **Zugang zur genetischen Schablone**

Grundsätzlich müssen wir uns also die Frage stellen: «Wollen wir so bleiben, wie wir sind? Trauen wir uns zu, in uns Änderung zu bewirken? Wollen wir uns ändern? Wollen wir etwas, wovon wir erkannt haben, dass es krankheitsauslösend sein kann, verbunden mit Gott mit all unserer Aufmerksamkeit in den Normalzustand zurückbringen?» oder sagen wir «*Ich bin wie ich bin. Ich traue mir das nicht zu. Ich bezweifle sowieso, dass dies überhaupt möglich ist.*» Wenn wir das sagen, bleibt das Muster bestehen, und nichts ändert sich, außer durch die Gnade Gottes. Wenn wir aber unsere gesamte Aufmerksamkeit diesem Thema widmen, dann kann auch die Möglichkeit bestehen, zu transformieren und lösen. Die Grundhaltung sich selbst gegenüber muss in Dankbarkeit und Wertschätzung zum eigenen Sein liegen und in der Demut vor der Schöpfung. So müssen wir uns immer wieder fragen: «Schätze ich mein eigenes Leben und all meine Erfahrungen? Bin ich dankbar für alles, was ich erlebte? Liebe ich den schöpferischen Willen in mir? Lebe ich Demut meinem eigenen Sein gegenüber? Ist die Liebe zu mir und zu allem so groß, dass ich keinen noch so mühsamen Schritt scheue, um mich zu ändern?» Wenn wir uns und unser Muster ablehnen, werden wir es nicht bearbeiten können. Wir müssen uns dem eigenen Sein in Liebe und Dankbarkeit nähern und es als eigenes anerkennen, als eigene notwendige Erfahrung, damit wir Zugang zu uns selbst bekommen. Dann benötigen wir eine klare Absicht, was wir ändern möchten. Diese Absicht muss ausgesprochen werden, mit eigenen Worten: «*Ich will diese Mutation, diesen geänderten genetischen Code aus allen Zellen, die ihn tragen, herauslösen, und durch eine gesunde Schablone ändern. Ich richte meine volle Fokussierung auf das Gelingen dieses schöpferischen Aktes.*»

Einstein spricht in diesem Zusammenhang von der Vorstellung, die zur Realität wird. Stellen wir uns einmal vor, dass als wir in der Eizelle der Mutter durch deren Verschmelzung mit der Samenzelle des Vaters entstanden sind, dieser Gendefekt bereits angelegt war. Gehen wir zurück zu diesem Zeitpunkt, bevor diese Verschmelzung geschah. Nehmen wir virtuell Eizelle und Samenzelle, verbinden unsere schöpferische, heilende und transformierende Energie mit beiden, und halten wir diese Intention der Heilung. Lassen wir göttliche Energie wirken, ohne zu denken, und fühlen wir in uns, dass die Gensequenz, die mutiert ist, ausgetauscht wird, mit unserer ursprünglichen, gesunden. Verharren wir in völliger Stille ohne zu denken, und lassen wir dies einfach geschehen. Nach entsprechender Zeit stellen wir uns vor, wie die Eizelle mit der Samenzelle verschmilzt, wie wir heranwachsen im Mutterleib, wie wir geboren werden, und wie wir uns weiterentwickelten, bis zum heutigen Augenblick. Öffnen wir uns dafür, sagen wir: «*Ich will, dass dies geschieht. Ich vertraue darauf, mich selbst heilen zu können, auch wenn dies noch so utopisch klingt.*»

Es muss nochmals klar darauf hingewiesen werden, dass solche Aspekte Denkmodelle sind, Anstöße für Überlegungen, jedoch niemals anstatt sinnvoller medizinischer Empfehlungen durchzuführen sind. Sie sollen nur potentielle Entwicklungsmöglichkeiten aufzeigen, die vielleicht einmal im Rahmen individueller Bewusstseinserweiterungen in der Zukunft zum Tragen kommen könnten. Andererseits besitzen wir derzeit außer prophylaktischer Operationen an Zielorganen kaum wirkungsvolle präventive therapeutische Möglichkeiten. Diese vorher beschriebenen Überlegungen wurden anlässlich eines Seminars vom Klangheiler Tom Kenyon präsentiert und wurden hier mit seiner Einwilligung dargelegt.

DIE MATRIX

Stellen wir uns eine zweite Möglichkeit aus der Anzahl der Möglichkeiten vor. Stellen wir uns unsere Matrix vor, die Blaupause, unsere energetische Anlage, wie sie unserer ursprünglichen, individuellen, idealen Schöpfung entspricht. Stellen wir uns vor, dass diese Anlage zum Beispiel in unserem Höheren Selbst und auch in unserem Wurzelchakra in völlig reiner Form vorhanden ist. Stellen wir uns die Frage: «**Glaube ich an das Vorhandensein meines göttlichen Bauplanes in mir? Halte ich es für möglich mit diesem Bauplan geistig in Verbindung zu treten mit der Hilfe Gottes? Traue ich mir einen solchen Schritt zu?**» Wenn wir in uns nach dem Hineinfühlen in unser Sein antworten: «*Ja, ich glaube*», dann setzen wir die geeigneten Schritte. Verbinden wir uns mit unserer Matrix, indem wir uns entweder mit dem Höheren Selbst oder unserem Wurzelchakra in Vereinigung mit Mutter Erde bringen, mit der Intention die mutierte Gensequenz zu entfernen, und diese mit der in der Matrix vorhandenen gesunden Gensequenz auszutauschen. Vertrauen wir mit unserem ganzen Sein darauf, und lassen wir die Matrixenergie durch uns durchfließen, ohne zu denken, indem wir den göttlichen Willen an uns wirken lassen. Ja, dazu braucht es entsprechende spirituelle Vorbildung. Es gilt, sich aus seinen alten Denkmustern der Angst vor Versagen, vor Trennung, vor Misserfolg zu befreien.

Nehmen wir das eigene Leben durch die eigene Schöpferkraft in die eigenen Hände. Wir können lernen, aufmerksam zu sein, unsere gesamte bewusste Intention darauf zu richten, was in uns geschehen soll. Wir können uns dorthin öffnen, ohne zu denken und zu handeln, wo die göttliche Schöpferkraft in uns wirken kann. Es sind dies heilige Akte, die wir an uns selbst vollziehen können. Vergessen wir eines nicht: Irgendwann ist diese Mutation in uns entstanden, in unserer Ahnenreihe, in einem nahen Verwandten von uns oder primär in uns selbst: Wenn wir an die Sinnhaftigkeit von allem, was wir erleben glauben, so war auch dieses Ereignis sinnvoll, getriggert und ausgelöst durch eine schmerzhafte Erfahrung, und sie entstand als epigenetisches Phänomen. «**Sollte nicht alles in unserem Leben letztendlich reversibel und änderbar sein? Darf ich nicht in Liebe und Demut Zugang zu mir selbst erhalten auf allen Ebenen? Wer sollte denn diese Möglichkeit haben, wenn nicht ich, an mir selbst zu erfüllen, was mich heilt? Habe ich nicht genau dafür den göttlichen Funken in mir?**»

Die vorhin angesprochene Matrix repräsentiert den gesamten Bau- und Schaltplan unseres Körper-Geist-Komplexes. Es muss diesen Schaltplan unseres komplexen biologischen Systems – Mensch – geben. Dieser Schaltplan ist multidimensional, das heißt, er gehorcht nicht den Gesetzen von Raum und Zeit, und ist nach einem geordneten, liebevollen, sinnvollen, heiligen Prinzip gestaltet, nach dem göttlichen Schöpfungsgedanken. Dieser Schaltplan gilt für jede energetische und physische Ausprägung unseres gesamten Seins und beinhaltet die individuelle Ausprägung aller Möglichkeiten, er beinhaltet unser Bewusstsein. Das heißt, er beinhaltet auch alle potentiellen energetischen Schaltkreise innerhalb und außerhalb unseres Gehirns. Der Ausdruck dieser Matrix ist von uns rational, intellektuell nicht erfassbar, und auch nicht nachvollziehbar, jedoch können wir in der liebevollen Verwendung dieser Matrix Entwicklungsschritte vornehmen, was vergleichbar ist mit der Verwendung eines Automobils, dessen genauen Aufbau und Funktionsweise wir auch nicht erkennen müssen, damit es uns von einem Ort zum anderen bringt.

Das Potenzial der in unserer Matrix vorhandenen Möglichkeiten ist ebenfalls von uns nicht erfassbar. Je vertrauensvoller wir uns jedoch demütig unserem göttlichen Schöpfungsplan nähern, umso mehr werden wir lernen, mit diesem Potenzial zum Wohle unserer persönlichen Entwicklung, zum Wohle aller anderen und zum Wohle des Planeten damit umzugehen.

DAS HÖHERE SELBST

Wie bei der Besprechung der Matrix bereits dargestellt, ist einer ihrer virtuellen, also energetischen Repräsentationen ein Punkt, der etwa 25 cm oberhalb des Scheitelchakras zu liegen kommt und von vielen als das Höhere Selbst bezeichnet wird. Dieses Höhere Selbst kann als energetische Verbindungsstelle zur Erfassung des göttlichen Willens in unserem Lebensplan aufgefasst werden, ein Bereich über den wir die Inspiration erhalten, der unsere spirituelle Entwicklung nachhaltig beeinflusst, ein Referenzbereich, der auch von manchen das höhere Bewusstsein genannt wird. Verbinden wir uns energetisch damit, so können wir der Wahrnehmung unseres Seelenplanes nähertreten und die Schönheit der menschlichen Seele erkennen.

Abbildung 18 beschreibt eine Auswahl von Möglichkeiten, wie das Höhere Selbst in eine energetische Heilung eingebunden werden kann. Sicher sollte die persönliche Erschließung eines solchen Heilvorganges schrittweise und langsam erfolgen. Das Höhere Selbst als Referenzbereich kann Auskunft über Energien in bestimmten Bereichen geben, die bereit sind, den Energiekörper zu verlassen, über das Schwingungsmuster von Organen

> 1. Sitzt in dem Organ noch eine Energie, die losgelassen werden möchte?
> 2. Schwingt das Organ in seiner Grundschwingung oder ist der Ton behindert?
> 3. Existiert ein Gedankenmuster, das Energie anzieht und will diese Blockade gelöst werden?
> 4. Ist an einer schmerzhaften Stelle eine abgespeicherte Energie in Form einer Kristallisation, die aufgelöst werden will?
> 5. Was drückt diese Energie aus und mit welchem Erlebnis, welcher Emotion ist sie verbunden?
> 6. Kann das höhere Selbst einer Erkrankung zur Klärung angesprochen werden?

Abbildung 18: **Fragen an das Höhere Selbst zur Heilung.**

oder Organbereichen, oder deren Behinderung. Auch über mentale Begrenzung kann Information für Betroffene sehr hilfreich sein. Von Kristallisationen spricht man dann, wenn sich eine Energie bereits physisch materialisiert hat, und Anlass für eine energetische Störzone gibt. Es stellt sich natürlich bei einer Arbeit solcher Art prinzipiell die Frage, ob dieses virtuelle Zentrum angesprochen werden will und darf, ob der rechte Zeitpunkt in der Entwicklung eines Menschen gekommen ist, sich mit derartigen Fragestellungen auf einer solchen Ebene auseinanderzusetzen. Bei Verbindung mit dem Höheren Selbst, kann auch die übergeordnete Energie einer Erkrankung direkt angesprochen werden. Da alles in uns eine energetische Entsprechung besitzt, so kann diese auch direkt erfasst werden. Voraussetzung dafür ist, wie bereits darauf hingewiesen, Liebe und Dankbarkeit zum eigenen Sein. Auch hier sei nochmals darauf hingewiesen, dass die energetische Arbeit an uns selbst nicht anstatt etablierter schulmedizinischer Diagnostik und Therapie geschehen soll, sondern komplementär – also die Schulmedizin ergänzend.

Meditation 9 — Höheres Selbst

Wir atmen tief und ruhig, und sind völlig konzentriert und hingegeben an das, was wir tun, an das, wo wir uns hingezogen fühlen. Unser Feuer der Hingabe brennt in uns. Wir ziehen unsere äußeren Antennen ein und lieben uns so, wie wir sind. Wir nehmen das alles an, wie wir sind, alles an, wie wir waren, und alles an, wie wir sein werden, jetzt in diesem Augenblick. Wir nehmen die Seele in unsere virtuellen Arme, sagen: «*Danke, dass Du mich begleitet hast.*» Wir streicheln unser Herz: «*Es ist gut Dich offen in mir zu wissen.*» Wir verbinden uns mit der Seele des Adlers in uns, um frei zu sein, und hören unsere Flügel rauschen, und setzen uns in unseren Horst, drehen unseren Kopf, immer dann, wenn wir von oben von einer höheren Ebene das große Bild erfassen wollen. Dann blicken wir hinunter auf dieses Leben oder auf ein anderes. Spüren wir, wie unsere Füße an dem Rand des Horstes stehen, wir uns abstoßen, und sich dann unsere Schwingen mächtig auf und ab bewegen. Fliegen wir. Danken wir der Seele des Adlers in uns, und danken wir unserem Dritten Auge, dass es uns erfassen lässt, dass es an uns ist, den inneren Zusammenhang wahrzunehmen, der zusammenführt, was durch uns getrennt ist, links und rechts vereinigt, oben und unten.

Danken wir unserem Wunsch und Willen, dass er uns leitet, fertigzustellen und zu vollenden. Danken wir unserer inneren Weisheit und inneren Ordnung. Wir führen die Qualität unseres Gehirns zusammen, rechts und links, und lassen diesen Spalt zwischen den Hirnhälften vergehen, und schalten in unserem Gehirn das frei, was möglich ist, damit der Todraum des Gehirns verkleinert wird, Schritt für Schritt, wir lösen Blockaden, die wir in unserer Selbstbeschränkung uns selbst auferlegt haben. Wir tun dies, damit wir zu klareren Lösungen kommen, damit wir Dinge erfassen, von denen wir geglaubt haben, sie sind jenseits des zu Erfassenden. *«Ich mag Dich mein Gehirn. Ich mag es, wenn Du Dich mit dem Herzen und dem Bauch verbindest, als strahlendes Ganzes.»*

Richten wir unsere Aufmerksamkeit auf unser Scheitelchakra, unsere Krone, spüren wir wie unablässig Energien in uns einströmen, die uns nähren, die uns versorgen, die uns andocken lassen, die uns auch mit Informationen versorgen. So besteht ein reges Kommen und Gehen kontinuierlich, ein so unendlich schneller Austausch von Information zwischen der «Welt» und uns, zwischen dem Massenbewusstsein und uns, zwischen außen und innen, oben und unten. Außen und Innen existiert nur in unserer Wahrnehmung.

Nehmen wir nun unsere innere Verbindung wahr. Danken wir diesem Höheren Selbst, dass es uns mit der göttlichen Ordnung verbindet, mit Weisheit und Plan, und spüren wir auch diese Verbindung. Wir wollen, dass sie offen ist. Richten wir unsere Aufmerksamkeit auf einen Punkt etwa 25cm über dem Scheitelchakra, oberhalb unserer Krone, unser Höheres Selbst. Spüren wir dorthinein, in diese unendliche Weisheit, die uns wahrnehmbar ist, in diese Erhabenheit. Eröffnen wir diese Verbindung in dem uns zustehenden Maße, und danken wir für die Möglichkeiten, die wir haben. Schicken wir einen und den anderen Energiefaden vom Scheitelchakra kommend in das Höhere Selbst. Jeder dieser Energiefäden löst eine Blockade, wenn sie vorhanden ist, auf. Wenn nicht, dann erhöht er die bahnende Verbindung. Bei jedem Ausatmen kommt eine neue Erfahrung aus silber-weißem Licht. So lösen wir diese Siegel heraus, die den Zugang blockieren, wenn sie vorhanden sind. Wir lösen die Blockade heraus, die uns den göttlichen Willen verdunkelt, um die göttliche Ordnung und den göttlichen Plan in uns zu sehen. Lassen wir es geschehen. Schicken wir einen nach dem anderen Faden energetisch in unser Höheres Selbst. Danken wir, dass es da ist, dass es uns dient, und dass wir ihm dienen, als Teil unseres Seins.

Wir spüren, wie sich dieser Teil unseres Kopfes und des energetischen Bereichs über unserem Kopf verändert. Die volle Aufmerksamkeit ist dorthin gerichtet. Dort ist die Information der Transzendenz, der Verbindung mit dem Göttlichen, das im Außen vorhanden ist und in uns selbst seine Repräsentation hat. Außen und innen verschwindet, und manche werden einen Satz vernehmen, eine Information erhalten, wenn sie fragen, ob das Höhere Selbst eine Botschaft für sie hat. Setzen wir diesen göttlichen Plan um, schrittweise, voll Vertrauen. Je öfter wir dorthin gehen, umso mehr wird uns mitgeteilt, aus dem höheren Bewusstsein unseres Selbst. Umso mehr wir verbunden sind, und umso klarer sind die Botschaften. So freuen wir uns am heute, am Augenblick, an uns und allem. So sei es.

So geben wir also zu allem, was wir erleben, unsere Zustimmung. Etwas in uns gibt Zustimmung, bewusst oder unbewusst. Für manche von uns ist dies schwer zu akzeptieren, besonders im ersten Schmerz einer Erfahrung. Doch führt kein Weg an der Akzeptanz vorbei, wollen wir aus dieser Erfahrung lernen. Manchen von uns gibt dieser Schmerz die Kraft, die Ursachen der Erfahrung anzusehen, und in sich selbst das hochkommen zu lassen, was oft nötig ist, damit Heilung eintritt. Und so fragen sich viele: «Warum kann ich nur aus Schmerz lernen, aus traurig machender Erfahrung? Warum lerne ich nicht in Freude oder in Gleichmut? Warum kann ich mich nicht in Liebe zu mir ohne äußeren Druck ändern?» Eine Antwort dazu ist, dass innere Änderung nicht automatisch in uns im Fluss des Lebens entsteht, sondern oft nur auf Druck von äußeren Ereignissen oder inneren Krisen. So könnten wir auch sagen: «*Es geht mir wunderbar.*» «Was muss ich in meinem Leben ändern, um mir diese Wunderbarkeit, meine Glückseligkeit zu erhalten? Was muss ich an mir ändern?» Denn alles ist bewegt, und das Leben geht in Wellen, auf und ab. Das Leben ist im Fluss und es heißt Schritthalten mit diesem Fluss. Wenn wir unsere Schritte nicht gehen, so werden sie uns abverlangt. Diese Schritte sind mit Heilung verbunden und haben immer mit uns selbst zu tun. Ja, es können schon auch andere beteiligt sein, im Rahmen IHRER Spiegelfunktion oder IHRER eigenen spirituellen Evolution, und dennoch will immer wieder gesagt werden: «*Das, was wir erleben, hat mit uns zu tun.*» So gilt es, nicht in der Vergangenheit zu bleiben, nicht in der emotionalen Prägung, in den mentalen Mustern zu verharren, sondern täglich aufs Neue die Erlebnisse unseres Lebens als das anzusehen, was sie wirklich sind: Sie sind Erfahrung, Erfahrung, die zur Bewusstseinsbildung führt, Erfahrung, die neutral beobachtet werden will, ohne zu werten, ohne zu urteilen, ohne zu verurteilen. «**Bin ich soweit, dies zu akzeptieren? Lasse ich in mir zu, auch emotional Forderndes neutral zu betrachten?**»

So geht es bei all diesen Heilungsschritten um Vergeben und Versöhnen – sich vergeben und anderen. Und vielfach wird mit Vergeben gemeint: «*Du hast etwas Böses, etwas Schlechtes gemacht. Ich will es Dir vergeben. Oder ich habe etwas Falsches gemacht.*» Dieses sind Haltungen der Wertung, das ist es nicht, was zur Heilung führt. Es gilt die Energie zurückzugeben, die Energie eines schmerzhaften Wortes, die Energie einer Tat, durch die man sich hintergangen oder gedemütigt fühlt, aus offenem Herzen zurückzugeben. Dies gelingt in der Grundhaltung der Dankbarkeit: «*Ich verurteile eine schmerzhafte Situation nicht, sondern ich nehme sie als Erfahrung, und söhne mich mit ihr aus. Ich stelle sie auf eine Nullenergie, in die Mitte. Ich betrachte sie im inneren Frieden.*» Erst wenn wir aus der Wertung der eigenen Handlungen und der Taten anderer heraustreten, gelingt es uns frei aus dem Herzen zu sagen: «*Ich liebe mich. Ich achte mich. Ich ehre mich. Ich liebe meinen Körper. Ich ehre meine Energie, die untrennbar mit mir verbunden ist. Ich segne mein Sein.*»

DAS RESONANZPRINZIP

Machen wir nun eine Erfahrung, haben wir ein Erlebnis, eine Begegnung, so nehmen wir die Energien dieser Situation in uns auf. Wir tun dies in jedem Augenblick und sehr oft, ohne dass es uns bewusst ist (vgl. Abb. 2). Wir reagieren darauf auf all unseren Ebenen. Wir reagieren körperlich, mental, emotional und spirituell. Wenn wir uns beobachten, so können wir unsere Reaktionen wahrnehmen: Wir bemerken Veränderung unseres Körpers, die Körperhaltung ändert sich, es kann Muskelspannung auftreten, das Gesicht beginnt sich zu röten, wir beginnen zu transpirieren, wir wollen die Toilette aufsuchen. Unser Gefühlsleben schaltet sich ein, wir beginnen zu lächeln oder uns liebevoll zu öffnen oder werden traurig. Wie wir wissen, können wir auch in Zorn geraten, uns ärgern oder enttäuscht sein, und auch den tiefen Sinn, die wahre Bedeutung einer gewissen Situation in uns wahr-

nehmen, eine Botschaft, die direkt aus unserer Seele kommt.
Die Art unserer Reaktion entspricht unserem gesamten Sein, entspricht uns individuell, ist völlig spezifisch für uns und basiert auf dem Resonanzprinzip. Das Resonanzprinzip ist gut mit einem Sender und einem Empfänger zu vergleichen. Der Sender – nehmen wir an, ein Mensch oder ein spezifisches Erlebnis – sendet Energie einer bestimmten Qualität aus, mit der wir konfrontiert sind. Tragen wir nun diese Qualität in uns geöffnet, so findet die Energie einen Empfänger – nämlich etwas in uns selbst – dann nehmen wir wahr und reagieren. Es muss uns bewusst sein, dass alles in uns angelegt ist, jede Energieform bis in die feinsten Nuancen. Jedoch ist nicht alles an uns geöffnet, es ist nicht alles empfangsbereit und wir sagen: «*Da spüre ich nichts dabei. Das macht nichts mit mir. Ich weiß gar nicht, warum Du Dich darüber so kränkst und aufregst, warum Du enttäuscht bist.*» Die Gründe, warum ein Energieportal nicht geöffnet ist, sind vielschichtig: Nehmen wir einmal an, dass eine bestimmte Situation in uns Ärger auslöst. Wir fühlen in diese Situation hinein, verstehen die Ursachen unseres Ärgers, erfühlen die Zusammenhänge und heilen diesen Bereich an uns. Kommen wir wieder in eine auslösende Situation und war die Heilung vollständig, dann werden wir nicht mehr mit Ärger reagieren und haben auf die ehemals auslösende Situation keine Resonanz mehr. Wir haben dafür nicht mehr auf Empfang geschaltet.

Eine zweite Möglichkeit ist, dass die Ausprägung eines bestimmten Gefühls in uns blockiert ist. Wenn unser Herz aus bestimmten Gründen für einen Gefühlsaspekt so verhärtet ist, dass wir kaum mehr Liebe oder Mitgefühl empfinden können, sondern dass wir auf Hände, die sich uns um Hilfe bittend entgegenstrecken, voll Ablehnung, Kälte und Bosheit reagieren – ohne jetzt auf die Gründe dafür im Detail einzugehen – so ist unser Herz nicht auf Empfang gestellt, um mit anderen zu fühlen und ihnen Hilfe anzubieten. Das heißt, unsere Empfindung ist blockiert. Fragen wir uns: «In welchen Situationen kann ich ehrliches Mitgefühl nicht aufbringen? Empfinde ich Dankbarkeit auch für schmerzhafte Erfahrungen? Fühle ich Wärme in meinem Herzen? Kann ich in mir unterscheiden, ob eine Handlung in mir absichtlich geschah, oder nicht?» Manches in uns ist abgeschaltet, blockiert, verschüttet, das Programm, das Portal dafür verschlossen.

Wir können im Rahmen unserer spirituellen Entwicklung dieses Portal für uns neu öffnen, uns für das Programm neu öffnen. Um aber eine verschlossene Tür zu öffnen, muss uns bewusst sein, dass sie verschlossen ist. Diese Bewusstwerdung kann wieder auf vielen verschiedenen Ebenen geschehen. Entweder es wird uns mental bewusst, es kommt ein Gedanke, der uns fragt: «**Warum hast Du so reagiert? Hast Du den Ausdruck in den Augen des bittenden Menschen nicht gesehen?**» Oder es kann uns spirituell zu Bewusstsein kommen, dass wir in einem stillen Moment eine innere Stimme hören, die uns fragt: «**Was würdest Du empfinden, wenn Du in der Lage des Bittenden wärest?**», und die uns sagt: «*Gib doch aus Deinem Überfluss.*» «**Heißt nicht ein Bibelwort: Bittet, dann wird Euch gegeben? Was ist in Dir, dass Du so hartherzig reagierst?**»

Und schließlich kann sich der Körper melden. Wir können einen Druck auf dem Herzen spüren, es kann sich unsere Wirbelsäule so verspannen, dass wir uns kaum bewegen können, oder es kann der Nacken und die Schultern so steif werden, weil die Last, die wir durch diese Haltung durch unser Leben tragen, so schwer ist, dass wir Spannung aufbauen müssen, um sie zu ertragen. All diese Reaktionen entsprechen unserer inneren Wahrheit. Die körperlichen Sensationen können stärker werden, bis sie sich in Form von physischen Krankheiten manifestieren können.

DER KÖRPER ALS SPIEGEL

Diese körperliche Spiegelfunktion ist für uns eine ganz wichtige Botschaft, und ist in Form von Redewendungen und sprachlichen Bildern in unserem Ausdruck sehr gebräuchlich. (Abb. 19, 20)

- Halsstarrig, unbeugsam sein (Halswirbelsäule, gesamte Wirbelsäule).
- Ich könnte vor Ärger aus der Haut fahren, gelb und grün vor Ärger oder Neid werden (Galle).
- Das geht mir unter die Haut.
- Ein gebrochenes Herz haben. Es zerreißt mir das Herz.
- Mir dreht sich der Magen um.
- Das geht mir an die Nieren.
- Dem hat das Leid das Rückgrat gebrochen.

Abbildung 19: **Der Körper als Spiegel (1)**

- Wir haben uns viel aufgebürdet, auf die Schultern gelegt.
- Daran wird er sich die Zähne ausbeißen.
- Wir sind verbissen.
- Das ist aber schwer verdaulich.
- Das verdirbt mir den Appetit.
- Er frisst alles in sich hinein.
- Auf etwas sauer reagieren (Magen).

Abbildung 20: **Der Körper als Spiegel (2)**

Einmal mehr soll uns hier klar werden, dass wir ganzheitliche Menschen sind, dass wir nicht aus unterschiedlichen Teilen bestehen, die nichts miteinander zu tun haben, sondern, dass wir ein Ganzes sind, das auf unendlich viele Arten in sich verbunden ist und in sich mit unendlich vielen Netzwerken kommuniziert. Wenn wir von verschiedenen Ebenen oder Aspekten sprechen, geschieht dies in erster Linie deshalb, weil wir damit unserer Vorstellungskraft eher entsprechen, weil wir selbst ganzheitlich sehr schwer erfassen können, und weil es für manche komplexen Prozesse gar keine verbale Erklärung gibt. Wir sprechen dann eben von Gedanken oder Gefühlen, vom Körper oder unserer Seele, tatsächlich sind wir ein einziges, untrennbares Ganzes.

Die körperliche Manifestation erfolgt ebenfalls gemäß des Resonanzprinzips. Eine bestimmte Emotion, ein mentales Muster, eine ungeheilte spirituelle Erfahrung hat einen ganz bestimmten energetischen Ausdruck, einen Code, der spezifisch mit einem Organ, einem Teil eines Organs oder eines speziellen Teils unseres Körpers in Verbindung tritt, weil die dort bestehende Erregungsfrequenz der Energie der auslösenden Ursache entspricht. Das heißt: der energetische Code der Ursache und die Rezeptorfrequenz im jeweiligen Organ entsprechen einander. Aus diesem Grund finden sich diese Redewendungen im Sprachgebrauch, weil sie von alters her dem Menschen bekannt waren. Dieses Wissen wird zum Beispiel im Rahmen der Akupunktur, der Akupressur, oder auch bei Techniken, die sich mit Körperarbeiten beschäftigen, genützt. Ist nun das mentale Muster, die Emotion oder das ungeheilte spirituelle Trauma von einer bestimmten Intensität, sowohl was die Stärke der Energie als auch die Länge der Einwirkung betrifft, so kann es, wie bereits erwähnt, zu einer körperlichen Manifestation kommen. Das heißt, dass ein Organ oder ein Teil unseres Körpers physisch erkranken kann. Schwingungsmäßig bedeutet das eine so starke

Reduktion der Frequenz, bis wir die Transformation von Energie in Materie physisch wahrnehmen können. Krankheiten sollten also als Zeichen, als Botschaft, als Information unseres Inneren aufgefasst werden, mit der inhärenten Aufforderung, in einen Heilungsprozess in uns selbst eintreten zu können.

Unser Körper reagiert spezifisch. Wollen wir dieser Information Rechnung tragen, so gilt es, sich der möglichen Ursachen bewusst zu werden. Wir können fokussiert und aufmerksam unseren Körper beobachten, achtsam Veränderungen unseres Körpers wahrnehmen, Symptome erkennen und sie zu deuten versuchen: «**Was will mir dieser Schmerz sagen? Warum bin ich so müde? Warum bin ich so unbeweglich? Was hat es mit meinem Ohrensausen auf sich? Warum tut mir mein Herz weh, immer wenn ich an meine Mutter denke? Warum schmerzt die Harnblase in Augenblicken emotionaler Belastung? Welche Emotionen führen zu diesem Symptom?**»

Die Auseinandersetzung und Kommunikation mit unserem Körper, die Intention der Heilung, das Einfühlen in unseren Körper darf uns niemals davon abhalten, professionelle Hilfe im Rahmen der Schulmedizin anzunehmen, uns vertrauensvoll an ÄrztInnen zu wenden, vorgeschriebene Medikamente einzunehmen und Operationen oder entsprechende Nachbehandlungen bei bestimmten Krankheiten durchführen zu lassen. Es sollte uns aber immer auch bewusst werden, dass wir selbst Verantwortung dafür haben, was in uns entsteht und sich an unserem Körper manifestiert; Wir sollten deshalb auch vertrauensvoll, wenn uns selbst bisher der Weg zur Erkenntnis verschlossen ist, auch nach Hilfe im komplementärmedizinischen Bereich suchen. Es muss uns bewusst sein, dass die wahre Heilung energetischer Ursachen bestimmter physischer Erkrankungen nur durch uns selbst erfolgen kann.

Heilung muss auf allen verschiedenen Ebenen geschehen. Wir sind als Ganzes von einem Thema, von einem Muster, von einer

Emotion, einem Programm, von einem nicht geheilten inneren Trauma beeinflusst. So muss die Heilung eben auch ganzheitlich erfolgen. In unseren Gedanken: Wir müssen gedanklich nachvollziehen, was sich in unserem Leben abspielt, und wie wir gedanklich reagieren; wir müssen uns auf unserer Gefühlsebene wahrnehmen. «Sind meine Gedanken konstruktiv? Führen sie mich in Lösungen? Sind sie heilbringend? Erlaube ich mir meine Trauer bewusst zu machen? Will ich die Gründe meiner Angst aufdecken? Verwende ich Zeit, um mich zu lieben?». Wir müssen die Ursachen für unseren Schmerz, für unsere Trauer erfahren, die Hintergründe für Eifersucht, Zorn, Ärger und Enttäuschung ergründen, die von uns empfundene Sinnlosigkeit und Hoffnungslosigkeit unseres Lebens ansehen, um uns damit auseinandersetzen zu können (vgl. Abb. 15, 16). Es gilt, die Symptome unseres Körpers zu deuten, und so körperliche Heilung zu unterstützen (vgl. Abb. 19, 20). Erst dann kann man von ganzheitlicher Heilung sprechen.

So soll uns also ein Symptom oder eine manifestierte körperliche Erkrankung zu uns selbst zurückführen. Wir sollen dadurch unsere Aufmerksamkeit für uns selbst steigern, uns selbst in den Mittelpunkt des Lebens stellen, Interesse und Fokussierung auf uns selbst richten, oder eine Vernachlässigung des eigenen Selbst wahrnehmen. «**Stelle ich meine Entwicklung in den Mittelpunkt meines Lebensinteresses, ohne andere zu vergessen? Nehme ich wahr, dass ich durch mein Sein auf meine Umgebung wohltuend wirke? Kann mein heilendes Charisma die Selbstheilung anderer unterstützen?**» Sich hingezogen fühlen zur Heilung anderer heißt noch lange nicht, aus Liebe zu anderen Menschen für die eigene Heilung offen zu sein. Die Energie unseres Lebens folgt der Aufmerksamkeit. Wohin wir unsere Aufmerksamkeit richten, dorthin folgt unsere Lebensenergie. Leben wir in der Vergangenheit, und stellen wir uns immer nur dieselben Fragen: «Warum ist dies vor 30 Jahren geschehen? Warum habe ich zugestimmt? Warum wurde mir dies angetan? Warum habe ich mich nicht gewehrt? Womit glaube ich mich schuldig gemacht zu haben? Warum fühlte ich mich so blind?», so wird unsere Energie in der Vergangenheit liegen. Ein oft beachtlicher Teil unserer ganzen Lebenskraft wird nun durch unsere Intention von dem nicht mehr Änderbaren absorbiert werden, und die Kraft wird uns im Augenblick fehlen. Deshalb gilt es, mit Erfahrungen adäquat umzugehen: Mit seinem ganzen Sein ermessen und für sich festlegen: «*Es ist Vergangenheit. Es ist geschehen. Ich will es noch einmal daseinlassen. Ich will nur mehr an meiner Reaktion auf das Geschehene arbeiten und meine eigene Reaktion an mir selbst heilen. Ich will dankbar für die Erfahrung sein. Ich will loslassen, mich versöhnen, ausgleichen und freiwerden.*» In der folgenden Abbildung 21 sind Beispiele genannt, wie wir in Zusammenhang mit einer Krankheitserfahrung und Krankheitsauseinandersetzung Türen öffnen können, am Weg zu unserem inneren Selbst.

Fragen stellen und sich selbst Antworten geben ist so wichtig in unserem Leben. Die Frage als offene Energie auf uns selbst wirken lassen, in unserem Inneren kreisen lassen, und auf unsere innere Stimme als Antwort hören.

Wir haben zuvor über Ganzheitlichkeit gesprochen, über das Einssein von Körper und Geist, über die engen Verbindungen in uns, die uns so oft im Alltag nicht bewusst ist, und die uns unseren Körper so oft nur als Maschine betrachten lassen, die zu funktionieren hat. Die Identifikation und Reduktion des Menschen auf eine Körpermaschine wird unserem tatsächlichen Sein ganz einfach nicht gerecht. Von alters her wurde der Mensch als Einheit zwischen Körper und Geist betrachtet und dem auch diagnostisch und therapeutisch Rechnung getragen. In der Zeit der aufkommenden Naturwissenschaften wurde der

> - **Was ging in mir vor, dass ich der Entstehung dieser Krankheit zustimmte?**
> Ich habe die Krankheit kreiert. Die Krankheit hat Botschaft.
> - **Warum konnte (wollte) ich mich nicht wehren?**
> Ich habe es nicht gewusst, war kraftlos, habe den Weg nicht gekannt.
> - **Was hinderte mich, den Fokus meines Lebens auf mich zu lenken?**
> Das darf ich nicht, ich nehme mich nicht wichtig, liebe und achte mich nicht, sondern nur andere.
> - **Wie kann ich die Barrieren zu mir selbst niederreißen?**
> Ich will mich selbst beobachten, mir gegenüber liebevoll, diszipliniert, verantwortungsvoll handeln, Mitgefühl für mich zeigen.

Abbildung 21: **Fragen und Antworten 1 –** Türen öffnen am Weg zum inneren Selbst.

Mensch auch als energetisches Wesen nicht mehr berücksichtigt, da Energie zum damaligen Zeitpunkt nicht messbar war, und sich auch heute die Mehrzahl der energetischen Prozesse einem direkten Nachweis entzieht. So etablierte sich seit dieser Zeit eine unangemessene Überwertung des Sichtbaren und des Messbaren. Nur optisch und technisch erfassbare, nachweisbare Phänomene werden wegen ihrer quantifizierbaren Registrierung berücksichtigt, nichtvisuelle Informationsquellen (Energie z.B.: Fühlen) kamen ins Abseits der medizinischen Forschung. Krankheiten wurden ausschließlich auf Basis von Naturgesetzen erklärt, doch heute ist in dieser Beziehung ein langsamer Umdenkungsprozess im Gange. Denn es darf gesagt werden, dass sich mit der Entwicklung von Sparten wie der Psychosomatik, der Psychoonkologie, der Akupunktur oder dem therapeuti-

> **Was muss ich tun, um ein klares ungetrübtes Bild von mir selbst zu erhalten?**
> Ich will mich aus Emotionen, Prägungen und Mustern lösen, das Erlebte hinterfragen, meine eigenen Reaktionen und Gedanken wahrnehmen, die mich hindernden Aspekte erfassen.
>
> **Welche Schritte darf ich an mir setzen, um den Weg meiner Heilung zu unterstützen?**
> Ich will mir danken, mir vertrauen.
> Mir verzeihen, mich segnen.
> Mich lösen, und das loslassen, was mir nicht mehr dient.
> Mich und andere lieben, achten und ehren.
>
> **Vermitteln wir uns diese Weisheit, ohne Widerstand, Strenge oder Schmerz zu erzeugen.**

Abbildung 22: **Fragen und Antworten 2 –**
Türen öffnen am Weg zum inneren Selbst.

schen Gebrauch der Hypnose, die Meinung über Zusammengehörigkeit zwischen Körper und Geist durchaus etabliert haben.

Unser Körper ist ein wunderbares, hochsensibles Konstrukt, das es uns nicht nur ermöglicht auf dieser Erde zu leben, sondern, das in feinsten Details all unseren Energien auch eine Plattform ermöglicht, zu wirken, sich zu präsentieren, verwendet zu werden und sich darzustellen. Über das vorher genannte Resonanzprinzip sind Gefühle und Emotionen mit bestimmten Bereichen unseres Körpers und mit Organen eng verbunden. Diese Energien besitzen die gleiche Erregungsschwingung wie diese Bereiche unseres Körpers und treten mit diesen in Verbindung. Und so können wir in unserem Körper auf die Suche gehen, und die Bereiche finden, in denen Mitgefühl, Liebe, Hoffnung, Phantasie und Leichtigkeit gebunden sind. Haben wir diesen

Ort gefunden, so können wir Energien, die uns in anderen Bereichen unseres Körpers fehlen, die wir an erkrankten Bereichen benötigen, heilbringend verwenden. Dies kann geschehen durch unsere Intention oder durch die Verwendung von Farben oder Klängen.

Große Heilkraft kann durch solche Körperarbeit entstehen und an uns selbst wirken. Wenn wir manche dieser freudvollen Aspekte nicht an uns wahrnehmen, sie nicht finden und darstellen können, so stellt dies eine wichtige Information für uns dar, die uns anleitet, nach solchen Defiziten an uns zu suchen, sie zu finden, nach deren Ursache zu forschen und sie auszugleichen und damit zu heilen. Gleichermaßen werden wir schmerzhafte Gefühle oder Emotionen an manche Körperbereiche gebunden finden, sie wahrnehmen und feststellen. So wird uns der Grund für Schmerzen oder Verspannung, aber auch für Funktionseinschränkung bestimmter Organe bewusst. Wieder können wir mit unserer Intention, mit Farben oder Klängen diese Energien aus dem entsprechenden Körperbereich lösen, was zu einer Linderung von Symptomen führen kann. Es muss uns jedoch bewusst sein, dass diese Energien immer wieder zu den entsprechenden Körperstellen zurückfinden, und sich dort über weiter bestehende Resonanz fixieren, solange wir sie selbst aufrechterhalten. Es gilt also die Gründe für Eifersucht, Groll, Trauer, Ärger, Zorn, Sorge und vieles mehr an uns selbst wahrzunehmen, an unseren Themen und Mustern zu arbeiten, und diese an uns selbst zu heilen – wieder stehen Ursache und Wirkung im Zentrum unserer Erkenntnis.

Durch spirituelle Entwicklung bekommen wir viele Werkzeuge in die Hand, um unser ganzes Leben zu ändern. Heilung ist letztendlich immer ein individueller Prozess, Heilung ist ein Weg, den wir beschreiten wollen. Ja, wir müssen die Voraussetzungen in uns selbst erbringen, und dennoch gelingt bei manchen die Heilung eines Musters oder Themas im Augenblick, und andere benötigen viele Jahre oder das ganze Leben.

Energetische Heilung hat sicher mit Unbedingtheit zu tun, mit dem daran Glauben des ganzen eigenen Seins, nicht mitdenken, sondern sich fallenlassen. «**Glaube ich an mich und meine Fähigkeit, in mich zu fühlen und mich zu heilen? Traue ich mir das zu?**» Unser Körper ist mit uns in einem kontinuierlichen Dialog, auf den wir hören können. Der Körper spricht zu und mit uns. Es stellt sich nur die Frage: «**Sprechen wir auch mit unserem Körper? Bin ich mit ihm in einem Dialog? Nehme ich seine Zeichen wahr?**» Fragen wir nach gründlicher medizinischer Untersuchung ohne wesentliches Ergebnis zum Beispiel unser Knie: «**Warum tust Du mir weh? Was willst Du mir damit sagen? Warum bist Du nicht mehr so beweglich wie früher? Warum kann ich mit Dir nicht mehr so schnell gehen wie früher? Was kann ich für Dich tun? Was benötigst Du von mir? Gehe ich rücksichtsvoll mit Dir um? Erlaube ich Dir Entspannung und Ruhe?**» Wenn wir einen solchen Dialog in Stille und enger Verbindung führen, so könnte unser Körper antworten: «*Du nimmst keine Rücksicht auf mich. Du gehst rücksichtslos mit mir um. Du glaubst ich bin eine Maschine. Du erlaubst mir keine Ruhepausen. Du sprichst nicht mit mir. Ich will nicht mehr die Energie des Knies halten. Manchmal behandelst Du mich, als ob ich gar nicht zu Dir gehörte. Du horchst nicht in mich hinein. Du fühlst nicht, was ich Dir sagen will.*»

Wenn wir diese Informationen unseres Körpers ernst nehmen, werden wir bestimmte Emotionen, die mit Funktionseinschränkung oder Schmerz an einer bestimmten Körperstelle verbunden sind, sogar mit unseren Händen wahrnehmen, fühlen können. Wenn wir dies trainieren und uns für diese Sensibilität öffnen, werden wir in tiefe Verbindung mit unserem Körper eintreten können. Wir haben uns von manchen Fähigkeiten entfernt, die in unserer Schöpfung angelegt sind, oft deshalb, weil wir uns vom Fühlen entfernt haben, weil wir nicht auf unsere innere Stimme hören oder ihr nicht vertrauen. Der Dialog mit unserem Körper benötigt Intention, Ruhe und Aufmerksamkeit, Dankbarkeit, Achtsamkeit auf feine Nuancen und Vertrauen. Wir müssen aufhören, nur gedanklich erfassen zu wollen, sondern uns auf Fühlen umstellen, auf Intuition. Erlauben wir uns doch den Zauber unserem Körper auf dieser Ebene zu begegnen. Vertrauen wir auf unsere Fähigkeiten und wir werden an uns eine vorher niemals vermutete Sensibilität erleben.

Nehmen wir doch die Botschaften wahr, bevor der Körper physisch erkrankt, in einem Stadium, das noch virtuell, erst auf Energieebene vorhanden, wahrgenommen werden kann, und sich noch nicht körperlich manifestiert hat. Das Virtuelle ist seit der Explosion des technischen Fortschrittes in den Munden vieler: Telefonieren, Fernsehen, Radiohören ist doch auch ein rein energetischer Vorgang. Energie pflanzt sich wellenförmig fort und wird transportiert, um von uns wahrgenommen zu werden. Es stellt sich die Frage: «Warum lassen wir das Virtuelle, rein Energetische in unserem eigenen Sein nicht wirklich zu? Warum meinen wir, dass Materie und Körper eigenständig, unbeeinflussbar, starr und fixiert sind?» Schauen wir doch über den Tellerrand hinaus auf das große Bild.

Bei entsprechender meditativer Zuwendung, bei Einfühlung in das Symptom, bei Hineinspüren in den Körper an bestimmter Stelle, werden uns die Botschaften mitgeteilt, die zur Auslösung eines Symptoms geführt haben, und werden sich auf rein energetischer Ebene wieder beheben lassen: «Bin ich bereit, in mich zu hören? Möchte ich in innigen Kontakt mit allen meinen Ebenen eintreten? Nehme ich mir Zeit und Aufmerksamkeit, diese Beziehung mit mir selbst aufzunehmen und zu kultivieren?» «*Ja, ich will, und ich bestätige diese Absicht. Das ist der Weg, den ich ge-*

hen will.» So sollte uns die Beschäftigung mit dem eigenen Sein, mit den Botschaften, die sich am Körper manifestieren, dabei helfen, eine physische Manifestation, die tatsächliche Erkrankung zu verhindern. Selbstbeobachtung, Selbstermächtigung führen uns zu innerer Heilung.

In der Prävention, zu einem Zeitpunkt, in dem all die psychischen Begleiterscheinungen der Schmerz, die Trauer, die Enttäuschung, die Hoffnungslosigkeit über die eingetretene physische Erkrankung, noch nicht vorhanden sind, gelingt es bei entsprechender Aufmerksamkeit, die auslösenden Ursachen in uns zu heilen. Um wie viel schwerer ist es, oft in Todesangst, im Angesicht einer schweren Krankheit, innere Heilschritte vorzunehmen, als in einer Situation geringerer psychischer Belastung. Solch heilende Aktionen sollen in meditativer Leichtigkeit und Hingabe, ohne emotionale Ablenkung, in völliger Verbindung mit dem Universum erfolgen. Gerade diese Gedanken sollten uns anspornen, uns selbst beobachtend Änderung und Heilung innerer Konflikte und Disharmonien zu erlauben und so, unsere Gesundheit zu erhalten. Nützen wir die Ressourcen, die in unserem Schöpfungsplan von Gott vorgesehen und vorbereitet sind. Nach dem alten Sprichwort: Ein gesunder Geist in einem gesunden Körper.

Meditation 10 — Spüren, wo Energien im Körper festgehalten werden

Wir atmen ruhig und tief und sind völlig gelassen in unserer inneren Stärke. Suchen wir die Stelle in unserem Körper, wo die Liebe zu Hause ist. Wir spüren, wie es warm wird, wie unser Herz pulsiert. Genießen wir diese Liebe zu uns, lächeln wir in unser Herz, streicheln wir unser Herz, bedanken wir uns bei unserem Herzen und sagen wir: «*Ja, jetzt fühle ich Dich. Ich spüre die Liebe in Dir. Dort ist sie zu Hause.*» Sind wir ruhig, still und vertrauensvoll zu uns, atmen wir in das Herz hinein und aus dem Herzen heraus. Lassen wir einen Teil unserer Aufmerksamkeit im Herzen als Grundschwingung, als «Hintergrundmusik».

Unsere Aufmerksamkeit geht nun ins Gehirn. Gehen wir zurück mit unserer Aufmerksamkeit in das Herz und holen wir etwas von diesem Gefühl der Liebe zu uns und leiten es in unser Gehirn, mit jedem Atemzug. So entstehen liebevolle Gedanken. Atmen wir in das Herz ein, und schicken wir die Energie im Ausatmen auf die Reise. Lassen wir im Gehirn diese Liebe sich ausbreiten. Lassen wir sie wandern, überall hin, nach oben, nach unten, nach links und nach rechts. Jetzt halten wir die Liebe in unserem gesamten Gehirn wie in einem Gleichgewicht. Spüren wir in unser Gehirn hinein, wie sich das anfühlt, wenn das Gehirn mit Liebe überschwemmt wird, und hören wir den Ton und die Melodie der Liebe, wie sie sich in unserem Gehirn darstellt. «*Ich fühle Dich, mein Gehirn, so angenehm. Du fühlst Dich an wie ein Freund. Ich bitte Dich, verbinde Dich, wann auch immer Du denkst, mit meinem Herz und meiner Seele. Ich weiß, Du willst mich vor der* WIEDERHOLUNG *einer schmerzhaften Erfahrung bewahren, doch ich muss in diese Erfahrung zurückgehen, um mich heilen zu können.»* Und jetzt atmen wir die Liebe aus dem Herzen in unser Gehirn ein, und alles was nicht Liebe ist, atmen wir aus. Spüren wir die Qualität der Energie, die wir ausatmen. Vergleichen wir die Qualität, die wir in unser Gehirn schicken, mit der Qualität der Energie, die wir ausatmen. Wir werden wahrscheinlich einen Unterschied feststellen können. Lassen wir die Energie bis in die feinsten Verästelungen der Gefäße bzw. in die kleinsten Zellen, die Atome unseres Gehirns fließen. Lassen wir die Liebe eindringen: *«Ich will liebevoll denken. Meine Gedanken sollen Liebe sein. Ich wünsche es mir. Ich will es.»* Bedanken wir uns bei unserem Gehirn, und öffnen wir jetzt die Fußsohlenchakren, damit die Energie, die jetzt sehr stark in unserem Gehirn präsent war, abfließen kann. Schicken wir im Ausatmen die Energie wieder hinunter, und senden wir einen Gruß der Liebe an Mutter Erde.

Jetzt holen wir die Liebe nochmals aus unserem Herzen, und senden sie in unseren Hals. Die Gedanken der Liebe dürfen noch in Liebe ausgedrückt werden. Holen wir die Liebe in unseren Hals, und im Ausatmen lassen wir diese Liebe in unserem Hals kreisen, sich verströmen, mit dem vollen Klang eines Tones, vielleicht eines Chellos, einer Flöte oder einer Harfe, die Liebe ausdrücken können, sich nicht scheuen davor: *«Ich atme die Liebe in meine Kehle ein, und die Nichtliebe, die im Energiekörper des Halschakras abgespeichert ist, atme ich aus und sage: Danke dafür. Im Herzen ist so viel Liebe, ich kann nur Liebe ausdrücken. Es ist kein Platz mehr in mir für Nichtliebe. Ich will Liebe sprechen, ich will Liebe zeigen, mir und allen.»* Jetzt lassen wir in der Schwingung der Liebe das Gehirn, den Hals und das Herz wie eine Glocke schwingen. Gehirn und Hals werden zur Liebe gemeinsam in unserem Herzen. Bedanken wir uns bei unserem Herzen, freuen wir uns über das Gefühl, fühlen wir uns wohl. Nehmen wir dies vielleicht in unser Repertoire, wenn wir für uns etwas Gutes tun wollen.

Wir kommen zu einer anderen Energie: Der Energie der Fülle. Die Fülle unseres Lebens da sein lassen. Suchen wir in uns die Stelle, wo wir Fülle empfinden. Halten wir die Energie der Fülle, wie eine warme sonnengereifte Frucht, oder einfach das Gefühl der Freude: «Das gestehe ich mir zu. *Ich lebe die Fülle des Momentes, des Augenblickes, der Erfüllung und der Vollendung in mir und allem was ist.*» Fühlen wir einmal in unseren Energiekörper, in erster Linie in die sieben Chakren, wo wir Fülle empfinden, und wo uns die Fülle fehlt. Wenn wir die Stelle, das Chakra, gefunden haben, dann atmen wir durch diese Stelle ein und aus, damit wir diese Fülle einmal an uns selbst darstellen, sie wahrnehmen. Die Fülle gehört zu uns, sie steht uns zu: Wohlfühlen, sich zu Hause fühlen, hier auf dieser Erde Fülle genießen. Dann schicken wir diese Energie durch den ganzen Energiekörper, in jede Zelle, in jedes Atom, Fülle, vielleicht sogar Überfluss. Spüren wir diese Fülle in unserem Kopf, sehen wir, was noch an Entwicklung möglich ist, an Gedächtnisfähigkeiten, Kombinationsgabe, geistiger Phantasie. Fülle im Dritten Auge: Einblick in sich, Hellsicht, Meditation, Fülle der Bilder, der inneren und der äußeren. Fülle des Ausdrucks in der Kehle. Holen wir die Energie der Fülle, und lassen wir diese Energie sich in unserer Kehle ausbreiten. Die Fülle des Herzens, die Fülle der Selbstermächtigung. Atmen wir die Fülle ein, und atmen wir Kleinsein aus, das sich es nicht Zutrauen aus. Atmen wir übertriebene Askese aus, spüren wir dabei, wie sich diese übertriebene Askese anfühlt. Fühlen wir in uns hinein, wann wir uns zu dieser Askese verpflichtet haben und sehen uns diese Situation virtuell an. Fühlen wir die Fülle des inneren Feuers im Solarplexus, die Klarheit von Mond und Wasser im Sakralchakra und die Fülle der Natur in aller Ausprägung, die uns Mutter Erde schenkt.

Kommen wir nun zu zwei anderen Aspekten unseres Lebens. Der erste ist Verzweiflung. Spüren wir einen Punkt unseres Herzens, einen Punkt unseres Seins, wo Verzweiflung abgespeichert liegt. Sprechen wir das Wort Verzweiflung leise in uns aus, oder holen wir eine Situation her, in der wir wirklich verzweifelt waren, ratlos, hilflos. Gehen wir dorthin. Verzweiflung ist im Herzen. Spüren wir, wie sich Verzweiflung im Herzen anspürt, und dann fragen wir unser Herz: «**Herz, welche Farbe kann Dich dabei unterstützen, die Verzweiflung loszulassen?**» Nehmen wir die erste Farbe, die das Herz nennt, und verwenden wir die Farbe als energetisches Fahrzeug. Lassen wir die Verzweiflung aus unserem Herzen heraus fließen, als energetischen Strom. Tun wir das mit unserer ganzen Aufmerksamkeit. Jeder von uns ist hin und wieder verzweifelt. Dann fragen wir das Herz: «**Welcher Ton kann Dir dabei helfen, Herz, den Strom der Verzweiflung aus Dir heraus fließen zu lassen. Sag mir den Ton zur Farbe.**» Dann lassen wir es geschehen. Einatmen und mit dem Ausatmen die Frustration, die Verzweiflung, die eine gewisse Farbe, die einen gewissen Ton hat, aus dem Herzen fließen lassen. Und dann fragen wir: «**Woher kommst Du? Wodurch bist Du in mich gekommen?**» Lassen wir Bilder in uns aufsteigen, die uns den Zusammenhang und die Erkenntnis der Herkunft der Verzweiflung wahrnehmen lassen. Söhnen wir uns mit dem Grund der Verzweiflung aus und vergeben wir uns und allen, die damit involviert waren.

Der zweite Aspekt mit dem wir uns jetzt beschäftigen wollen, ist Zorn. Suchen wir einmal in unseren Chakren, wo dieser Zorn zu Hause ist. Wenn wir das Chakra gefunden haben, dann können wir noch das Organ suchen oder die Stellen im Körper. Sagen wir Zorn leise vor uns hin. Beginnen wir beim Scheitelchakra zu sehen, ob wir Resonanz spüren. Wenn wir die Stelle gefunden haben, wenn wir uns ein Ereignis des Zorns in unser Gedächtnis rufen, dann übernehmen wir die Verantwortung für unseren Zorn, besonders für den Zorn, den wir uns nicht erlauben: «*Ich bin doch nicht zornig, ich habe mich doch immer in der*

Gewalt.» Stehen wir einmal zu unserem Zorn. Dann fragen wir den Zorn, welche Farbe ihm dabei hilft aus uns herauszufließen. Und dann lassen wir es fließen: Einatmen und im Ausatmen fließen lassen. Nehmen wir noch einen Klang dazu, wenn sich dieser Zorn aus uns herauslöst. Lösen wir den Zorn aus uns heraus, der sich angesammelt und angestaut hat, den wir uns nicht erlaubt haben an uns wahrzunehmen. Wir brauchen ihn nicht mehr, er dient uns nicht. Lassen wir ihn fließen. «**Bin ich bereit für einen solchen Schritt? Will ich meine gesamte Aufmerksamkeit für mich in diesem Augenblick verwenden?**» «*Ich benötige den Zorn doch nicht mehr. Er will mir doch nur etwas zeigen und mir den Spiegel vorhalten. Es tut mir doch im Nachhinein selbst weh, zornig gewesen zu sein. Ich will diesen Zorn an mir selbst wahrnehmen und will ihn mit ganzer Kraft und eben solcher Leichtigkeit loslassen.*» Nun atmen wir tief und lassen wir Bilder aufsteigen, die uns die Herkunft dieses Zornes erklären. Wir wollen die auslösende Ursache für das Entstehen dieses Zornes in uns erkennen und wahrnehmen und die Ursache dieses Zornes an uns selbst heilen. Zorn hat doch so oft mit einer nicht erfüllten Erwartungshaltung zu tun, dass wir uns etwas besonders wünschen und uns sehr danach sehnen, auf welcher Ebene dies auch immer geschehen mag, und dass diese Erwartungshaltung und diese Sehnsucht nicht erfüllt wurde. Und so entsteht als eine mögliche Reaktion in unserem Inneren, dass wir zornig werden, und so blicken wir zurück und suchen unsere Nichterfüllung in unserem physischen oder emotionalen Körper, um diese Nichterfüllung an uns zu heilen. Atmen wir Vertrauen in unser Herz und in die Stellen, in denen die Verzweiflung war. Vertrauen wir auf die Morgenröte, spüren wir die Morgenröte in unserem Herzen. Und atmen wir Liebe ein an die Stellen, wo wir den Zorn gespürt haben. Liebe zu uns, Gelassenheit, Mitte, Frieden. Das, was wir soeben gemacht haben, war Neuprogrammierung nach unserem Wunsch. Eine Energie, ein Programm durch eine andere Haltung austauschen. «*Ich lasse etwas gehen, worunter ich leide. Ich will nicht mehr leiden. Ich löse mich aus meinen Emotionen. Ich will mich zwar mit ihnen identifizieren, aber will für mich festlegen: Meine Emotionen sind nicht Teil meiner wahren Essenz, sie gehören geheilt.*»

Spüren wir dieses unendliche Vertrauen, wenn wir mit unserer Seele verbunden sind, wenn wir vertrauensvoll mit unserer Seele eine innere Arbeit vollenden. Dann bedanken wir uns bei unserem Herzen, unserer Seele, dass sie so präsent waren. «*Ich nehme mir ganz fest vor, mich öfter bewusst mit Euch auszutauschen. Ich will während des Tages immer wieder in meine Stille gehen, um auf Euch zu hören, absichtslos, nur um mich an der Tiefe meines Weges zu erfreuen, nehme ich Eure Empfehlungen wahr.*» So sei es.

Übernehmen wir doch Verantwortung für alles, was durch uns geschieht, und für alles, was in uns geschieht und reklamieren wir es als Eigenes und sagen wir: «*Ich erlebe dies. Dies geschieht in mir. Es gehört zu mir. Es ist Meines. Es liegt in meiner Verantwortung. Ich bin dankbar für die Erfahrung, ich achte und schätze, dass ich dies erleben darf, denn es erlaubt mir einen Schritt in meine Heilung. Heilung bedeutet Freude, und Freude bedeutet Kraft.*» Wenn wir die Erfahrungen unseres Lebens besonders dann, wenn sie schmerzhaft sind, ablehnen, negieren, zurückweisen oder projizieren, sind sie für Heilung durch uns selbst nicht mehr zugänglich. Sie kommen immer wieder, wie schon erwähnt, oft in verstärktem Maße, um uns die Möglichkeit zu geben, unsere Einstellung uns gegenüber und ihnen gegenüber zu ändern: «**Was behindert mich, mich meinem Schmerz zu stellen? Warum gehe ich in die Trauer- und Opferhaltung, wenn ich doch weiß, dass**

mich dies stärker und stärker an diese Emotionen bindet und diese in mir noch tiefer verankert? Wie komme ich zu meinem subjektiven Weg der Heilung?» «*Ich fühle doch, wie sehr mich Trauer und Schmerz schwächen. Ich will den Weg der Heilung finden. Ich ergreife nicht die Möglichkeit, mir selbst auszuweichen oder vor mir selbst zu entfliehen. Ich lasse diese Form von Autoaggression an mir nicht zu.*»

Beginnen wir diesen Weg der inneren Heilung. Lösen wir uns aus dem, was uns belastet und uns Schmerz empfinden lässt, was uns emotional reagieren lässt und aus quälenden Gedanken nicht loslässt. Dann werden wir unseren Lebensplan erkennen und werden ihn vorurteilsfrei annehmen. Das Folgen des von uns vorgesehenen Lebensplanes, erlaubt uns dann, das Leben in tiefem Frieden mit uns zu verbringen. Dann fällt Unsicherheit und Orientierungslosigkeit ab. Wir fühlen uns getragen und geborgen und entsprechen dem, was wir uns oft unbewusst für unser eigenes Leben gewünscht haben. Nur so können wir unser wahres Sein erkennen, wenn wir das, was uns von der Quelle trennt, was uns im Widerstand verharren lässt, im Zweifel, im Misstrauen, in der Schwäche und der Selbstverleugnung, loslassen und an uns heilen. «**Wann fühle ich mich verbunden? Wie fühlt sich das an? Was trennt mich von der Einheit? Wie gelange ich in meditative, kontinuierliche Verbindung?**» Dann beginnt die Zeit der strahlenden Morgenröte in uns. Dann erleben wir, wie wir unsere Fähigkeiten und unsere Talente in Leichtigkeit und Demut und in Liebe zu allem, was ist, nützen können. Dann können wir Spannung und Getriebensein loslassen. Wir werden Stille, Langsamkeit und Bewusstheit leben können. Wir müssen uns dann selbst und anderen nichts mehr beweisen. Leistung erbringen wird sich mit der Haltung das eigene Licht zu sehen und nur zu SEIN in Harmonie vereinen lassen. Immer wieder müssen wir uns bewusst machen, dass das Beobachten des eigenen Seins, des Verhaltens, der Reaktionen auf Erlebnisse und Erfahrungen, der Gedanken, der Emotionen, der Zugang zu Erkenntnis und zur Heilung ist.

Wie schon mehrmals betont, ist der Mensch ein Körper-Geist Komplex, eine Einheit eines grob- und eines feinstofflichen Bereiches, oder anders gesprochen, eines Ganzen in vielen Ausprägungen. Manche sagen, dass durch die langsame Schwingung unseres Körpers dieser als fest empfunden wird, und deshalb unser ganzes Sein eines ist, das sich nur durch die Frequenz der Schwingung unterscheidet. Der Einfachheit halber belassen wir den Körper als grobstofflich und die anderen Bereiche als rein energetisch. Erkrankt unser Körper physisch z.B.: in Form eines Tumors, so benötigt diese Krankheit körperliche Behandlung: Das heißt Operation, eventuell Chemotherapie, Strahlentherapie, Hormontherapie oder biologische Zusatztherapien. Es wurde mehrfach darauf hingewiesen, dass der Körper der Spiegel des in ihm wohnenden Geistes ist, und dass sich der Geist, die Energie, in der Materie also im Körper ausdrückt, dass aber die Erkrankung eine energetische – mentale, emotionale, spirituelle – Ursache oder Mitursache besitzt. Diese energetische Ursache benötigt dem ganzheitlichen Prinzip nach, dem wir genügen, eine energetische Heilung. Das heißt, die Muster und Themen, die mit der Krankheitsauflösung in Zusammenhang stehen, sollen aus unserem Energiekörper herausgelöst oder im Energiekörper neutralisiert und geheilt werden. Die ausschließliche Bewusstwerdung ist jedoch nur der erste Schritt, die tatsächliche Heilung erfolgt erst dann, wenn die krankmachende Energie unseren Energiekörper verlassen hat. Eine ausschließlich energetische Heilung einer physisch manifestierten Tumorerkrankung ist außerordentlich selten. Es mag Spontanheilungen geben an besonderen Plätzen wie Lourdes und Medjugorje, die auch exakt dokumentiert und nicht anzweifelbar sind. Es gibt auch energetische Heilungen, wenn sich bösartige Erkrankungen über die Organgrenzen hinaus in andere Organe ausgebreitet haben. Solche Spontanheilungen sind beschrieben. Wir wissen derzeit nicht, nach welchen Kriterien sie stattfinden, und niemand kann vorhersagen, ob eine solche Spontanheilung auch tatsächlich eintritt.

Ein von vielen unterstützter und auch gut gangbarer Weg der therapeutischen Behandlung z.B. von Tumorpatienten ist eine ganzheitliche, mit einem Heilungsansatz auf körperlichem und auf energetischem Gebiet. Schon vor der schulmedizinischen Therapie oder gemeinsam mit ihr können komplementärmedizinische, energetische Maßnahmen erfolgen. Wie in diesem Manuskript ausführlich dargestellt, geht es um psychische Traumen, um schmerzhafte Themen oder Muster, die offensichtlich oder möglicherweise mit der Krankheitsentstehung zu tun haben können. Es lässt sich durch entsprechende Feedback-Mechanismen nachweisen, dass zum Beispiel bei Brustkrebspatientinnen Emotionen wie Trauer, Enttäuschung, mangelnder Selbstwert und ähnliches sehr ausgeprägt vorliegen. Dies sind keine Epiphänomene, sondern bestehen bei vielen Patientinnen bereits Jahre lang, und es ist wissenschaftlich gut untersucht, dass schwere psychische persönliche Krisen, zu einer deutlichen Erhöhung mancher Tumorformen führen. Entscheidend ist offenbar jedoch nicht so sehr, ob eine Krise vorliegt, sondern wie wir uns mit dieser Krise auseinandersetzen. Die genannten emotionalen Reaktionen zum Zeitpunkt der Tumordiagnose zeigen, ob eine Verarbeitung des psychischen Traumas in ausreichendem Maße gelungen ist. Es ist nicht schuldhaft, wenn die Krankheitsauseinandersetzung nicht adäquat erfolgt. Dies ist besonders wichtig und zu unterstreichen, und den Patientinnen auch entsprechend nahe zu bringen. Es gibt in diesem Zusammenhang viele Fragen: «**Was kann ich nicht loslassen? Was holt mich immer wieder ein** und lässt sich nicht neutralisieren? Will ich mich überhaupt aus diesem psychischen Korsett befreien? Empfinde ich nach wie vor Schuld oder Scham? Will ich mich von meiner Opferrolle trennen? Bin ich nicht fast schon abhängig von meinem Schmerz? Definiere ich mich über meine Emotion oder erkenne ich in ihr nur eine Botschaft, die es zu heilen gilt? Verwende ich ausreichend Kraft, Aufmerksamkeit und Leichtigkeit zur Lösung und Heilung meines inneren Traumas?»

Prinzipiell gibt es verschiedene Arten der energetischen Behandlung. Es gilt wohl zuerst die schmerzhaften Emotionen, die ausgedrückt werden, zu identifizieren und Problembewusstsein zu schaffen. Die Bereitschaft und das Verständnis muss beim Betroffenen im hohen Maße vorhanden sein, dass der Therapeut zwar Hilfestellungen leisten kann, dass jedoch die energetische Heilung der Emotion durch die Betroffene selbst erfolgen muss. Hier benötigt es intensive Zuwendung zum eigenen Selbst. Hier benötigt es die gesamte mögliche Aufmerksamkeit auf sich zu lenken, um Heilschritte vornehmen zu können. Es geht darum, mit dem Patienten gemeinsam in das erkrankte Organ hineinzuspüren, um vorhandene schmerzhafte Energien zu identifizieren, und aus diesem Körperbereich zum Beispiel durch Affirmationen zu neutralisieren. Heilungsschritte mit Licht, Farben, Tönen oder virtuellen Energien können diesen Prozess unterstützen. Eine konsequente Hinwendung und oftmalige Übung in Leichtigkeit, ohne zu denken, ganz einfach Heilung geschehen lassen, ist ein Weg, den viele unter Anleitung gehen.

Wird erkannt, dass es mit diesem therapeutischen Verfahren nicht möglich ist, sich aus der emotionalen Belastung zu lösen, durch Annehmen, Verzeihen und Lieben, keine entscheidende Änderung des Bewusstheitszustandes eintritt, so ist es sehr wahrscheinlich, dass die Ursache im Unterbewusstsein festhaftend vorliegt. In diesem Fall gilt es durch unterschiedliche Techniken wie schamanische Traumreise, Reinkarnationstherapie, Meditation, Hypnose, dem Betroffenen die Möglichkeit zu geben, im Unterbewusstsein durch die Präsentation von Bildern und Gedanken eine Verbindung zwischen Erkrankung und unbewussten Erlebnissen herzustellen. Im Rahmen solcher Sitzungen gelingt es schließlich häufig, in dem geänderten Bewusstheitszustand Heilung und Lösung aus der belastenden Energie zu erreichen. Hier geht es darum, schmerzhafte Erlebnisse, die im Energiekörper oft über lange Zeit vorhanden geblieben sind, zu identifizieren, und diese zum Zeitpunkt der Entstehung durch geeignete Maßnahmen zu neutralisieren. Großes Augenmerk ist darauf zu lenken, dass es im Rahmen solcher Sitzungen zu einem Energieausgleich aller Betroffenen und Beteiligten kommt. Hier geht es wieder um Dankbarkeit für die Aufdeckung möglicher Ursachen, um das Vergeben oder um Vergebung bitten, immer unter der vorherrschenden und allumfassenden Energie der Liebe zu sich und allem, was ist. Solche Sitzungen werden individuell gestaltet, sind unikal und können zu herausragenden Erlebnissen für Betroffene und Therapeuten werden. Wer einmal die befreiten Augen von Klienten gesehen hat, die durch eine solche Sitzung sich aus einem psychischen Trauma lösen konnten, fühlt, dass dies heilige Momente sein können. Niemals kann das Ergebnis einer solchen Sitzung vorhergesagt werden. Es gibt für alles den rechten Zeitpunkt.

MEISTERSCHAFT

Menschen haben verschiedene Ziele. Manche Menschen haben das Ziel, ihre persönliche Meisterschaft zu erreichen, das zu erreichen, wofür sie hergekommen sind, das an sich zu heilen, was sie sich unbewusst vorgenommen haben. Der Weg in die persönliche Meisterschaft ist fordernd, oft schmerzhaft. Oft bewegt man sich in neuem, ungesichertem Terrain und muss intuitiv seiner inneren Führung vertrauen. Meisterschaft ist für jeden, der diesen Weg beschreitet, individuell, und kein Lebensweg ist mit einem anderen zu vergleichen.

Meisterschaft (1)

Bedeutet
- aus der Prägung befreit zu sein, indem wir sie erkennen und bearbeiten.
- unabhängig von der Qualität der früheren Erfahrung sein.
- vorurteilsfrei, still wahrnehmen und beobachten.
- aus der Emotion gelöst sein, um Möglichkeiten zu sehen und frei zu entscheiden.
- liebend, mitfühlend, achtsam und friedvoll leben.
- mit hochschwingender, tatsächlicher Präsenz manifestieren, um neu zu schaffen.

Abbildung 23: **Meisterschaft 1: Was wollen wir erreichen?**

> **Meisterschaft (2)**
>
> Bedeutet
>
> - Lebensfreude, Fülle, Erfüllung, Vollendung erleben.
> - die eigenen Grenzen wahrnehmen und zum Verschwinden bringen.
> - den Lebensplan, die Lebensaufgabe, die höhere Ordnung erfassen, das große Bild, die Zusammenhänge.
> - Individualität und Universalität verbinden.
> - den Seelenplan, den Plan des höheren Selbst erfüllen.

Abbildung 24: **Meisterschaft 2: Was wollen wir erreichen?**

Abbildung 23 und 24 beschreiben manche Aspekte, die dieser Weg zur persönlichen Meisterschaft beinhalten kann. Viele dieser Aspekte sind im Manuskript besprochen und werden hier nur zusammengefasst. Wir kommen, wie schon gesagt, geprägt auf diese Welt, und erleben zu verschiedenen Zeitpunkten eine Bewusstwerdung dieser Prägung. Diese Prägung entspricht nicht unserer Essenz, das heißt unserem tatsächlichen Sein. Wir können lernen zu unterscheiden und zu fragen: «Was ist Prägung? Was kann ich loslassen? Wie kann ich mich unabhängig von der Qualität von früheren Erfahrungen machen? Was will ich behalten? Wie will ich mich haben? Was entspricht mir selbst?» «*Das will ich behalten, oder neu an mir kreieren.*» Das Erkennen von Prägung und die Unterscheidung des wahren Ich gelingt durch neutrales Wahrnehmen und Beobachten des eigenen Selbst, der eigenen Reaktionen, der Art unserer Gedanken, unserer Gefühle und Emotionen und dem Beobachten der Erlebnisse unseres Lebens. Lösen wir uns aus den Emotionen, dann werden wir die Möglichkeiten, die uns unser Leben auftut, die wir uns selber schaffen, erkennen, wahrnehmen und zur Basis unserer Entscheidung machen (vgl. Abb. 1).

Nehmen wir unsere Absicht, die uns zu Entscheidungen führt, auch im Kleinen wahr, so werden wir schrittweise all das, was uns nicht mehr dient, was nicht unserem wahren Sein entspricht, entlassen dürfen. Voraussetzung für ein solches Leben ist die Kultivierung unserer Herzqualitäten wie Liebe, Achtsamkeit, Mitgefühl, Friede, Demut, Sorgfalt, Aufmerksamkeit. Dieser Entwicklung gilt es mit großer Aufmerksamkeit zu folgen, um auch die nötige Lebensenergie zu haben, um das Nötige zu entlassen oder zu neutralisieren, und Neues an sich zu schaffen. Damit erleben wir Lebensfreude. Wir können aus dem Vollen schöpfen, Erfüllung und Vollendung erleben, und die Grenzen des Machbaren bis zu dem uns möglichen Maß ausdehnen. In dieser Grundhaltung werden wir unseren Lebensplan und unsere Lebensaufgaben erkennen, wir werden ein großes Bild erfassen, das innere und äußere Ordnung darlegt, und die Zusammenhänge zwischen beiden. Individualität und Universalität verbinden sich zu einem Ganzen, ohne das eine gegen das andere aufzuwiegen, da es tatsächlich eines ist. So nähern wir uns dem, was unsere Seele vorgibt, ihren Plan in diesem Leben zu erfüllen.

PHYSISCHE GESUNDHEIT

> **Der Weg zur Gesundheit**
> Sich durch Selbsterkenntnis
> 1. im Rhythmus des Lebens bewegen.
> 2. die Bedeutung von Erlebnissen und Ereignissen mental und gefühlsmäßig ergründen und Änderung manifestieren.
> 3. nach den Gesetzen und der Ökonomie der Lebensenergie leben.
> 4. Emotionen als Reaktionen von Themen und Mustern erfassen und Lösung erlauben.
> 5. Verantwortung für alle Aspekte des Lebens übernehmen.
> 6. den Lebensplan und die eigene Essenz erkennen und das Potenzial nützen.

Abbildung 25: **Der Weg zur Gesundheit durch Selbsterkenntnis**

Abbildung 25 beschreibt einige Aspekte zur Erhaltung der physischen Gesundheit. Wieder werden wir durch Selbsterkenntnis und Selbstbeobachtung wahrnehmen, ob wir manchen von diesen oder vielen anderen Punkten, die uns bei der geistigen Beschäftigung mit unserem Gesundheitserhalt zu Bewusstsein kommen, entsprechen. Erlauben wir uns doch unser Leben in einem Rhythmus in Wellenform, in Abschnitten zu sehen. Erlauben wir uns Wellenberge und Wellentäler, wie das Meer, das kommt und geht, und den Zauber des Rhythmus an uns zu erkennen. Erleben wir Höhen und Tiefen in unserem Leben, nehmen wir sie gleichermaßen wahr, und lernen wir aus ihnen. Es gab die mageren und die fetten Jahre in Ägypten, wie in der Bibel beschrieben. Nützen wir die Zeit der Freude, des Erfolges, des Wachstums, zum Sammeln von Energie, zum Kultivieren all unserer Eigenschaften, die wir an uns so lieben, und zur Arbeit an dem, was wir ändern wollen. Fragen wir uns: «**Sammeln wir unsere Kräfte für die Zeit der Herausforderung? Gehen wir mit dem uns Anvertrauten, mit unseren Gaben, unseren Fähigkeiten sorgfältig um, um die Bedeutung von alldem zu erfassen, dem wir im Leben in Form von Erlebnissen und von Ereignissen begegnen? Nehmen wir uns die Zeit und die Kraft den Blick hinter den Schleier zu tun, um das wahrzunehmen, was hinter dem Erlebnis und hinter dem Ereignis liegt?**»

Vergessen wir nicht: Alles, was wir erleben, hat mit uns zu tun. Es kann nur von uns ergründet und auf seine Bedeutung für unser Leben hin wahrgenommen und erkannt werden. Deshalb achten wir auf unsere Lebenskraft. Erlauben wir uns, die uns ernährenden Energien dankbar aufzunehmen. Wir erfahren sie als unser Geburtsrecht. Nehmen wir doch bewusst Energie auf und erzeugen sie bewusst in uns, wenn eine Mangelsituation droht. Fragen wir uns doch: «**Fühle ich mich kräftig? Strahle ich? Habe ich Kraft genug zum Umsetzen dessen, was ich mir vornehme und tun will? Kann ich durch meine Intention und durch meine Lebenskraft meinen Drachen reiten?**»

Dies hat sehr viel damit zu tun, welchen Aspekten unseres Lebens wir unsere Aufmerksamkeit schenken und zuwenden, welchen Aspekten wir unseren Raum öffnen. Unsere Lebensenergie folgt der Aufmerksamkeit, sie folgt der Intention, der Absicht. Sie folgt auch der tief in uns schlummernden Neugierde, der Freude zu erfahren und uns selbst zu erfassen, ganz kennenzulernen. Sie folgt auch der Phantasie, der Leichtigkeit und der Anmut, wenn wir begonnen haben uns zu sagen: «*Es muss nicht alles schwer, belastend, herausfordernd sein. Wenn ich die Schwere der Aufgabe an mir fühle, wird sie mich belasten. Die Angst vor dem Versagen wird mich schwächen. Ich erlaube mir ganz leicht zu kreieren und umzusetzen.*» Ziehen wir uns bei den ersten Anzeichen eines drohenden Mangels, eines Defizits, zur Regeneration zurück, lange bevor die energetische Katastrophe, das tatsächliche Ausgebranntsein, wirklich eintritt. Dann haben wir auch ausreichend Energie, die Bedeutung von emotionalen oder mentalen Reaktionen an uns wahrzunehmen, und die Themen und Muster, die oft durch alte Prägungen in uns vorhanden sind, und können all das der Lösung und Heilung zuführen.

WAHRNEHMEN

Es stellt sich nun die Frage: «**Wie nehmen wir eigentlich wahr?**» «**Was bedeutet eigentlich wahrnehmen?**» Die Antwort liegt wohl in dem Wort selbst. Wenn wir etwas wahrnehmen, so halten wir es für wahr. Wir ordnen einem Aspekt unsere Wahrheit zu. Wir bekräftigen in uns, dass es unserer Wahrheit entspricht, und wir nehmen wahr mit unseren fünf Sinnen: mit Sehen, Hören, Riechen, Schmecken und Fühlen. Wir nehmen äußere und innere Aspekte wahr. Wir sehen etwas, was außerhalb von uns ist, und machen uns von dem ein Bild. Wir sehen in uns hinein und machen uns auch davon ein Bild. Wir beobachten außen und innen. Hier trifft sich die Exoterik mit der Esoterik, unsere Aufmerksamkeit nach außen gerichtet, bedeutet exoterisch, die Beobachtung des Inneren mit all unseren inneren Sinnen ist der

Esoterik vorbehalten, und beides ist eng mitsammen verbunden nach dem hermetischen Spruch: Wie außen, so innen. Das muss sich treffen, um uns selbst ganzheitlich zu erfassen. Alles, was wir im Außen wahrnehmen, wird im Innen abgebildet, und erzeugt in uns eine Reaktion, die uns entweder zu Bewusstsein kommt, oder unbewusst bleibt. Aus dem unendlichen Pool der Eindrücke wird durch unsere innere Weisheit das geformt und ausgewählt, was für uns von Bedeutung ist, worauf wir Resonanz haben, und was dadurch in uns eine Reaktion auslöst.

Unendlich viele andere Aspekte ziehen an uns ohne bleibenden Eindruck vorbei und bleiben auch nicht in unserem Gedächtnis haften, wenn wir nicht bewusst unsere Aufmerksamkeit darauf richten. Und das ist es, worum es geht, bei der Beobachtung unseres Selbst. Lassen wir bewusst Licht scheinen auf unsere Handlungen, unsere Entscheidungen, auf unsere Absicht, auf unsere Motivation, auf unser Wesen, auf unser Sein. Schauen wir uns selbst an und fragen wir uns: «**Agiere ich liebevoll, mitfühlend und achtsam? Entscheide ich im Sinne des Ganzen, im Sinne der Verbindung zu meinem höchsten Wohl und zum höchsten Wohle aller? Ist das, was ich tue heilig, was in diesem Zusammenhang heilbringend, Heilung bringend heißt?**» Wenn wir unserem Verhalten also Augenmerk schenken, Aufmerksamkeit, so werden wir eine innere Reaktion fühlen. Wir werden auf diese Fragen eine innere Antwort erhalten. Diese Antwort ist abhängig von der Art, wie wir uns fragen: «**Fragen wir uns offen, ehrlich, ohne Vorurteil? Fragen wir uns, wenn wir in unserer Kraft sind, oder fragen wir uns angstvoll? Fragen wir uns in einem Zustand der Lebensfreude oder der Trauer, des Optimismus oder der Enttäuschung? Fragen wir uns neutral oder mit bereits vorgefasster Antwort?**» Immer wird Frage und Antwort vom Zustand geprägt sein, in dem wir uns gerade befinden. Deshalb: «*Fragen wir uns absichtslos, in Liebe zu uns und in*

Wertschätzung für unser Sein. Fragen wir uns in Gedanken, fragen wir unser Herz und fragen wir unsere Seele, so werden wir eine Antwort bekommen, die uns einen Schritt weiter gehen lässt. Sind wir doch bereit aus unseren Antworten, die wir erhalten, zu lernen und uns davon leiten zu lassen. Uns selbst auf unsere Fragen aus unserem Inneren kommende Antworten geben, lässt uns Erkenntnis erhalten und uns entwickeln.»

ABSICHT

Ebenso, wie mit dem Hinsehen, verhält es sich mit dem Hinhören. «Horchen wir uns genau zu, wie wir sprechen, wie wir kommunizieren? Hören wir die Melodie des Wortes, unseres Ausdrucks? Hören wir uns an, was wir sagen? Horchen wir auf unsere Stimme, was wir weitertragen? Nehmen wir wahr, wem wir unser Ohr leihen, wofür wir unsere Ohren öffnen?» All das spiegelt unser Inneres, all das ist Botschaft aus unserem Inneren, und gibt uns die Möglichkeit uns kennenzulernen, uns wahrzunehmen. Und so sei erneut gefragt: «Wo ist außen? Wo ist innen? Existiert dies überhaupt? Befinden wir uns nicht in EINEM Raum, der unser sogenanntes Inneres und das Außen miteinander verbindet? Kennt denn Energie Grenzen? Ist nicht alles, was in uns ist, auch außen und was außerhalb unseres ganzheitlichen Seins ist, auch in uns?»

Und so gilt es unsere Aufmerksamkeit auf unser Inneres zu lenken, und in uns hineinzusehen, hineinzuhören und hineinzufühlen. Dort ist die Mystik unseres Lebens verborgen. Dort liegt die Antwort auf jede Frage. Alles, was durch uns geschieht,

geschieht durch einen bewussten oder unbewussten Impuls, eine Absicht, die aus unserem Inneren kommen, und dieser Impuls ist es, der uns lenkt, uns leitet, der unsere Individualität und Authentizität ausmacht. Wir alle haben mentale Impulse, unsere Gedanken prägen unser Sein, sie prägen unsere Haltung und bestimmen oft das, was wir tun. Viele von uns sind mental geprägt, sind sogenannte Kopfmenschen. Das Denken steht im Vordergrund ihrer Beschäftigung mit dem eigenen Sein und mit den anderen. Der Grund dafür ist, dass sie glauben, alles, was sie erleben durch Denken analysieren zu können und zu müssen. Manche werden von ihrer Fühlebene bestimmt, von ihrer Intuition, und agieren oder reagieren aus sich heraus, oder wir fühlen in die Tiefe unserer Seele und fragen: «Seele, wohin willst Du mich führen? Seele, was hat Du vor mit mir? Seele, bin ich mit Dir verbunden?» Unsere Absicht basierend auf unserem freien Willen wird von all diesen drei Ebenen bestimmt, außer wir reagieren reflexartig emotional. Die Absicht ist Basis für unsere Entscheidungen.

Wenn wir nicht das erreichen, was wir anstreben, wenn wir nicht vollenden können, was wir begonnen haben, ist es angebracht, auf die Art unserer Absicht zu sehen, die uns zu dieser Entscheidung geführt hat: «**War meine Absicht rein und lauter? Habe ich mit liebevoller Konzentration und Aufmerksamkeit meine Absicht abgewogen? War ich in Sorgfalt bereit, mich mit den Konsequenzen, die aus meiner Absicht und meiner Entscheidung entstehen können, auseinanderzusetzen? Habe ich, bevor ich diese Absicht in die Tat umsetzte, auf allen meinen Ebenen Zustimmung gefunden? Was ist der Maßstab für die Formulierung meiner Absicht? Wovon lasse ich mich leiten? Welche Energien lasse ich an mich heran? Stehe ich treu zu dem, wovon ich will, dass es mein Leben bestimmt? Suche ich Auswege oder Ausreden?**». All diese Fragen über die Klärung, welche

Aspekte die eigene Absicht leiten, sind für uns so etwas wie ein Spiegel, den wir uns selbst vorhalten, und das Spiegelbild ist die Antwort, die aus unserer Tiefe zu uns kommt, wenn wir in uns hineinhören. Die Bekräftigung der Bedeutung des eben Gesagten kann sein: «*Bevor ich entscheide, will ich in mich hineinhorchen und fühlen, welche Konsequenzen meine Entscheidung für mich und andere haben könnte. Ich erkenne, dass das Ergebnis meiner Handlungen von meiner Absicht geprägt ist. Ich will Gutes tun. Ich möchte mich an dem, was durch mich geschieht, erfreuen können.*»

GEDANKEN

Wie bereits in der Besprechung des vorigen Kapitels angedeutet, sind unsere Gedanken ein wesentlicher Teil unseres Seins. Unser mentaler Energiekörper ist Teil unserer Aura, Teil unserer Ausstrahlung. Unsere Gedanken erlauben uns Einordnung und Zielrichtung, Orientierung und Merkfähigkeit, Kombinationsgabe, Kalkulation, Erfassung auch schwieriger Kombinationen und Aufgabenstellungen und vieles mehr. Der Speicher unserer Gedanken ist das Gehirn. Unsere Gedanken unterliegen einer Prägung, sie sind außerhalb von Raum und Zeit, also pure Energie, und jederzeit änderbar. Unsere Gedanken sind eine wichtige Information über uns selbst. (Abb. 26, 27)

Gedanken, die uns im Gespräch kommen, erlauben uns Reflexion über uns selbst. Gedanken, die sozusagen spontan aus unserem Inneren kommen, sind wichtige Informationsquellen über Aspekte, die an unsere Bewusstheitsoberfläche drängen. Gedanken, die in der Meditation kommen, verdienen Beachtung

- Ich denke, ich kann keine Verbindung zu Gott oder meinen geistigen Führern aufnehmen.
- Ich denke, ich darf mich nicht fallen lassen und vertrauen. (Fehlendes Urvertrauen)
- Ich denke, ich darf und kann vieles in meinem Leben nicht entscheiden. (Abgeben der Lebensverantwortung)
- Ich denke, ich kann mich nicht lösen aus meiner Prägung, aus meiner Abhängigkeit.
- Ich denke, ich bin unwert, ungeliebt, nicht geachtet, nicht geschätzt.

Abbildung 26: **Die Gedanken als Botschaft 1**

- Ich denke, ich gefalle weder mir, noch meiner Umwelt.
- Ich denke, es ist alles vorbestimmt und nicht zu ändern, Schicksal! (Fatalismus)
- Ich denke, andere wollen mir „BÖSES", ich fühle mich verfolgt. (Negative Erwartungshaltung)
- Ich denke, ich kann nicht mehr, es ist alles sinnlos, ohne Plan und Ziel.
- Ich denke nur an andere, nur sie sind wichtig.
- Ich denke, ich muss die Erwartungen anderer erfüllen.

Abbildung 27: **Die Gedanken als Botschaft 2**

und Bearbeitung und sind vielleicht so etwas wie Träume. Gedanken können oder sollen gefühlsmäßig gefärbt sein. Setzt man sich mit der Lösung eines schwierigen mathematischen Problems auseinander, so wird die gefühlsmäßige Färbung sehr gering sein, denken wir über die Lösung eines fordernden persönlichen Problems nach, so gilt es immer, das Herz, das Gefühl mit unseren Gedanken zu verbinden, um liebevoll zu denken, mitfühlend und gütig. (vgl. Abb. 11, 12, Meditation 10)

Gedanken können auch quälend sein. Immer dann, wenn Lebensprobleme keiner Lösung zugeführt werden, kommen Gedanken in Form von Botschaften, die bei entsprechender Intensität eine Eigendynamik bekommen, sodass wir denken und denken, oft immer wieder das Gleiche, und können die Gedanken gar nicht loslassen, und uns im Kreis bewegen, bis wir eine Lösung gefunden haben. Solche Gedanken sind für uns, wie alles, was aus unserem Inneren kommt, Informationen, die Bearbeitung bedürfen. «**Warum glauben wir manches Mal, wir können keine Verbindung zu Gott oder unseren geistigen Führern aufnehmen? Warum können wir nicht vertrauen, oder nicht entscheiden, oder uns nicht lösen, oder nicht gefallen? Warum erwarten wir von anderen Böses, sind uns selbst nicht wichtig, glauben Erwartungen anderer erfüllen zu müssen, oder halten uns für unwert und ungeliebt?**». Wir denken es deshalb, weil dies ein Teil unserer eigenen inneren Wahrheit ist, weil wir davon durchdrungen sind, dass alle diese Gedanken auf uns zutreffen. Und obwohl wir von anderen oft Signale bekommen, dass unsere Gedanken von unserem Umfeld nicht geteilt werden, ist das, was wir denken, oft in uns so stark eingeprägt, dass wir uns daraus nicht lösen können. Gedanken beinhalten eine oft starke Energie, die sich manifestieren, also im Leben umsetzen will. Angstvolle Gedanken über die Entstehung einer Krankheit können sich letztendlich in unserem Leben auch physisch umsetzen.

Natürlich sind hier Gedanken ausgewählt, die für uns schmerzhaft, enttäuschend oder entmutigend sind. Wenn wir über diese Gedanken meditativ nachsinnen, dann wird uns bewusst, welch nachhaltige Konsequenzen sie für uns haben können. Sie belassen uns in Trennung, wir sind dadurch in Widerstand, wir werden kraftlos, ja, unser ganzes Leben und viele unserer Entscheidungen werden dadurch geprägt.

Aus der Beobachtung unserer Gedanken lassen sich unsere Gedankenmuster, unsere mentalen Haltungen ablesen. Wir sind Wesen, in deren Leben Information einen wichtigen Platz innehält. Gedanken sind für uns eine sehr wichtige Informationsquelle, wenn wir uns bewusst machen, wie wir denken, und wie quälend Gedankenkreisel oder Gedankenspiralen sein können, die uns nicht loslassen. Dann ist dies ein innerer Auftrag an uns, hinzusehen, hinzuhören und uns von diesen Gedankenmustern zu befreien und zu heilen. Vergessen wir nicht: Gedanken sind nur Gedanken, und wir, in unserer Schöpferkraft, sollten uns bewusst sein, dass wir Gedanken lenken und leiten können und nicht sie uns.

MENTALE GRUNDHALTUNGEN

Es stellt sich in diesem Zusammenhang die Frage, ob die Art unseres bewussten Denkens spontan, praktisch immer basierend auf der freien Assoziation liegt, oder ob mentale Grundhaltungen die Art unseres Denkens wesentlich beeinflussen. (Abb. 28)

Basiert unsere gedankliche Ausrichtung auf Begrenzung, dann werden wir unsere Gedanken laufen lassen, wir werden sie zerstreuen, und zu keiner Lösung kommen. Unsere Gedanken werden nicht die Synthese im Vordergrund sein lassen, weder Konstruktivität noch Zielgerichtetheit. Wir werden an allem zweifeln aus einer Grundhaltung heraus, nicht aus berechtigter Sorge. Wir zweifeln von vorneherein, weil wir von unserer Le-

Begrenzung	Verbindung
▸ zerstreuen	▸ sammeln
▸ zweifeln	▸ integrieren
▸ laufen lassen	▸ fokussieren
▸ verdünnen	▸ konzentrieren
▸ zersetzen	▸ zusammenführen
▸ zerreden	▸ vertrauen

Harmonie der Gedanken
▸ Loslassen von Energiespiralen
▸ Suchtverhalten des Gehirns

Abbildung 28: **Mentale Grundhaltungen**

bensrichtung oder Lebenseinstellung her nicht überzeugt sind oder uns Umsetzung und Erfüllung ganz einfach nicht zutrauen. Das ist nicht in unserem Repertoire. Wir werden in vielem nicht die Essenz erkennen, nicht den wahren Wert, nicht die tiefe Bedeutung und die Chance, und vieles zersetzen und zerreden und am Schluss ohne Lösung dastehen, weil unsere Haltung nicht lösungsorientiert ist, und ohne Lösung kein Erfolg – keiner im Innen und keiner im Außen. Fragen wir uns doch: «Wo stehe ich **mir selbst im Weg? Warum bin ich zögerlich oder zaghaft? Was hindert mich, mich so zu sehen, wie ich tatsächlich funktioniere? Warum bin ich defensiv und reaktiv? Was hindert mich mit mir selbst konstruktiv umzugehen? Warum bin ich nicht bereit, mich gedanklich liebevoll auf mich einzulassen?**»

Basiert unsere Gedankenwelt jedoch generell auf Verbindung und Konstruktivität, dann werden wir unsere Gedanken einordnen, zusammenführen und sammeln. Wir werden einen Gedanken einen anderen befruchten lassen und zielbewusst das, was zusammen gehört, zusammenführen. Wir werden im Vertrauen denken, und unsere Gedanken werden uns zur Freude führen oder uns das Gefühl der eigenen Sicherheit geben. Wir werden den inneren Widerstand loslassen, vorurteilsfrei denken, und das Glas halb voll sein lassen.

Vergessen wir nicht, dass Gedanken machtvolle Energien sind, die nach Umsetzung drängen und sich materialisieren wollen. Aus einer Möglichkeit kann durch einen absichtsvollen Gedanken eine Tat werden, die sich manifestiert. Ein Gedanke, der immer wieder gedacht wird, kann unsere gesamte Energie in eine Richtung lenken, und sich letztendlich umsetzen, so unmöglich uns dies oft von Anfang her erscheinen mag. Die Stärke der verwendeten Energie beeinflusst die Art der Umsetzung. Es benötigt unsere Intention, das, was wir vorhaben, auch bewusst zur Tat werden und geschehen zu lassen. Definieren wir nicht exakt, in welche Richtung wir gehen wollen, legen wir uns nicht auf eine klare Intention fest, ein Vorhaben auch tatsächlich umzusetzen, unsere gesamte Aufmerksamkeit z.B.: auf eine Änderung in oder an uns selbst, zu richten, dann wird sich das, was wir vorhaben, nicht erfüllen. Dann erreichen wir nicht, was wir anstreben, und können das nicht vollenden, was wir begonnen haben.

Häufig liegt die Ursache für so manche fehlende Umsetzung ganz einfach auch in einem Mangel an Lebensenergie (vgl. Abb. 5). Manches lässt sich nicht umsetzen, weil der passende Zeitpunkt noch nicht gekommen ist, anderes weil die Umsetzung unserem eigenen Sein nicht entspricht. Wenn wir mit lauterem Herzen, einem Impuls folgend, mit vollem Fokus etwas denken und umsetzen wollen und es gelingt nicht, so ist es weise, dies zu akzeptieren, die Entscheidung anzunehmen, und eine andere Lösung zu suchen. Oft sind wir im nachhinein froh, dass sich so mancher Wunsch nicht erfüllte, eben, weil eine Erfüllung nicht zu unserem höchsten Wohle beigetragen hätte. So können wir uns entscheiden: «*Ich will gerade denken, zu meinem Wohl, zielgerichtet. Ich nehme mir vor, meine Gedanken zu beobachten, mich aus dem Imkreisedenken herauszuholen. Ich will spontane Gedanken als Botschaft aus meinem Inneren aufnehmen. Ich ehre das Denken. Ich schätze, dass es sich mit dem Fühlen verbinden kann und will.*»

DER FREIE WILLE

Worauf wir nun bewusst unseren Fokus legen, wohin wir unsere Intention richten, was wir umsetzen wollen, ist eine Frage unseres freien Willens. Unser freier Wille ist ein wahres Gottesgeschenk, ein uns zustehendes Recht im Rahmen des Schöpfungsaktes. Der freie Wille erlaubt uns frei zu entscheiden, eine Absicht bewusst in die Tat umzusetzen, und erlaubt uns freien Raum zur Entscheidung. «**Entscheide ich bewusst? Fühle ich mich getrieben? Ist dies häufig? Kann ich mich davon lösen?**» Der freie Wille lässt uns in jedem Augenblick die Möglichkeit, uns für zumindest einen von zwei Wegen zu entscheiden. Die Sinnhaftigkeit der Erschaffung der Polarität ist ohne gleichzeitige Erschaffung des freien Willens nicht vorstellbar. Erst die Polarität lässt uns Licht und Schatten, Ruhe und Bewegung sehen – und der freie Wille erlaubt uns die Entscheidung – und meist bestehen ja mehr als zwei Möglichkeiten. Von Seite der Schöpfung wurde «wohleinkalkuliert», dass die Entscheidung der Menschen nicht nur für Lichtvolles fallen wird – und hier tritt nun das Karma zur Unterscheidung zwischen Licht und

Schatten in der Konsequenz für uns und andere auf den Plan. Manchmal haben wir das Gefühl, wir entscheiden nicht nach der Intention, sondern etwas in uns entscheidet, was uns antreibt, was außerhalb unserer mentalen bewusstseinsmäßigen Beeinflussung liegt. Erst viel später kommt uns oft zu Bewusstsein, was wir getan haben. Auch für diese Taten müssen wir Verantwortung übernehmen, auch dies ist durch uns geschehen, auch wenn es nicht bewusst von uns entschieden wurde, auch wenn wir uns manchmal später nicht erklären können, warum wir so manches taten.

Ein zweiter Aspekt kommt hier zum Tragen, den wir manches Mal an uns nicht so klar wahrnehmen: Es gibt den unbewussten freien Willen, den freien Wille, der auf Seelenebene von uns gelebt wird, in der Nacht, in unseren Träumen, in der Bereitung des nächsten Tages, auch in der Vorbereitung für eine neue Inkarnation, in der Auswahl der Rahmenbedingungen, in die wir hineingeboren werden. All dies geschieht mit unserer Zustimmung, all dies wird von uns mitkreiert, ohne dass wir dies bewusst beeinflussen können. Wir können unsere emotionale Antwort, unsere Körperhaltung nicht völlig bewusst gestalten, wir haben Reflexe, die uns nicht im Augenblick des Geschehens, sondern erst später bewusst werden. Und so gibt es eine Ebene in uns, auf der wir gestalten, eine Ebene, die zutiefst mit uns verbunden und Teil von uns ist, die für unser höchstes Wohl sorgt, die uns durch Erfahrungen gehen lässt, der wir vertrauen können, die liebevoll, gütig und weise ist, die im Rahmen der inneren Stimme mit uns spricht: Die Seele.

Die Seele können wir durch Nachdenken nicht erfassen, wir können ihre Stimme hören und wir können sie fühlen. Je mehr wir uns mit ihr verbinden, umso bewusster nehmen wir ihre ordnende Hand wahr. Die Seele ist vergleichbar mit einer inneren Führung, mit einem gütigen Leiten und Erinnern in unserem

Leben, die voll Weisheit unser höchstes Wohl im Auge hat, die uns nicht nach dem «Mund spricht», die uns durch die schmerzvollsten Lebenssituationen und durch die wundervollsten führt, um unsere Lernaufgaben abzuarbeiten ... und all das mit unserer (unbewussten) Zustimmung. All das sind wir. *«Ja, ich will mich mit diesem allweisen, allwissenden Teil meines Selbst verbinden. Ich fühle, dass ich durch die Seele Zugang zu allem habe. Ich muss mich nur fallenlassen in sie.»*

GEFÜHLE

Doch kehren wir zurück zu der Wahrnehmung des eigenen Selbst. Eine zweite Ebene – neben der mentalen – ist wohl die Gefühlsebene. Diese beiden sind voneinander oft nicht zu trennen, da viele Gedanken gefühlsmäßig gefärbt sind (vgl. Abb. 26, 27). Wir nehmen im außen durch Tastkörperchen an unserer Haut wahr, ob eine Berührung angenehm oder schmerzhaft ist, welche Qualität eine Berührung besitzt. Unser Körper wird uns durch Fühlen in seinem Zustand bewusst. Die Beschaffenheit von Gegenständen lässt sich von uns erfühlen, und wir erhalten so von ihnen einen Eindruck. Gefühle können in unserem zellulären Gedächtnis der Haut abgespeichert sein. Durch gezielte Körperarbeit können Gefühle freigesetzt werden, können Gefühle mit Erlebnissen, die wir einmal hatten, in Zusammenhang gebracht werden. So werden uns Abspeicherungen bewusst gemacht, um sie an uns heilen zu können.

Auch in Sprichwörtern wird die Haut als Organ, das eine Gefühlskomponente besitzt, dargestellt: Das geht aber unter die Haut! Du bist aber dünnhäutig! Auf der Haut präsentieren sich manche psychosomatische Erkrankungen wie zum Beispiel die Neurodermitis, Allergien. Und so wie wir einen äußeren Schmerz an unserer Oberfläche erfahren können, so fühlen wir auch manchmal einen Schmerz in unserem Inneren. Und wenn wir uns fragen: «Wie geht es mir eigentlich?» so meinen wir oft: «**Wie fühlen wir uns? Wie fühlt sich unser Inneres an? Was empfinde ich, wenn ich in tiefer Kommunikation mit mir selbst bin? Wie nehme ich mein eigenes Selbst dann wahr?**» Dies ist unsere Fühlebene. Unsere innere Fühlebene hat als Zentrum unser energetisches Herz. Dort fühlen wir Freude und Schmerz, Gelassenheit und Aufregung, Liebe und Hass, Zuversicht und Sorge, Vertrauen und Zweifel. Alle diese Gefühle können wir in gesamter Bandbreite wahrnehmen, von unendlicher Liebe bis zu abgrundtiefem Hass. (Abb. 29, 30)

Demut	Arroganz
bedingungslose Liebe	Ablehnung, Hass
Mitgefühl	Indifferenz, Interessenslosigkeit
Vertrauen	Ablehnung, Misstrauen
Freude	Trauer
Ehrlichkeit	Lüge
Frieden	Krieg, Aggression
Mut	Feigheit

Abbildung 29: **Polare Ausprägungen der Herzqualitäten 1**

Anerkennung	Ablehnung, Verleugnung
Geduld	Ungeduld
Respekt	Widerstand
Harmonie	Chaos
Achtung	Missachtung, Verleugnung
Ruhe	Unruhe
Gelassenheit	Aufgeregtheit
Achtsamkeit	Brutalität
Verbundenheit	Trennung

Abbildung 30: **Polare Ausprägungen der Herzqualitäten 2**

Diese Gefühle gehören zu unseren Grundhaltungen. Zu den vorher beschriebenen mentalen Grundhaltungen haben wir also auch gefühlsmäßige – und beide Ebenen sind eng mitsammen verbunden. Ein wesentlicher Teil unserer Selbstbeobachtung soll auf unsere Gefühlsebene gerichtet sein. Die Art unserer Gefühle bestimmt die Qualität unseres Lebens. Wie unsere Gedanken sind unsere Gefühle eine wichtige Botschaft aus unserem Inneren. Intuitiv Hineinspüren in die Gefühle unseres Herzens: «Was fehlt mir? Was habe ich verloren? Wo ist meine Liebe, mein Frieden und meine Freude geblieben? Was hat mich traurig gemacht? Warum lasse ich noch immer Enttäuschung zu?» Das Wahrnehmen der Gefühle beginnt bei uns selbst. So, wie wir mit uns umgehen, so tun wir es oft auch mit anderen. Wir selbst stehen im Zentrum, im Mittelpunkt unseres eigenen Lebens, und so sollte auch der Fokus bei allem Mitgefühl, bei aller Barmherzigkeit für andere, auf uns selbst und auf unserer Ent-

> - Liebe ich mich, so wie ich bin?
> - Liebe ich mich so, dass ich bereit bin, mich jeden Augenblick zu ändern?
> - Fühle ich in mein Herz bei jeder Entscheidung?
> - Lasse ich mein Herz mitsprechen?
> - Gehe ich in jedes offene Problem mit der Haltung des Friedens?
> - Kann ich tiefe, absichtslose Freude empfinden, ohne in die Sache involviert zu sein?
> - Gestatte ich mir Demut, mir gegenüber und allem?
> - Komme ich mir selbst mit Offenheit und Klarheit entgegen?
> - Bin ich bereit, mich solange zu ändern, bis wahre Lebensfreude mich umfängt?

Abbildung 31: **Messparameter –**
Wo stehe ich in meiner Herzverbindung? Fragen an mein Herz

wicklung liegen. Die Frage sollte lauten: «Wie sieht es mit der Liebe zu mir selbst aus? Mit Frieden? Mit Wertschätzung? Achtung? Sorgfalt? Und Demut? Bedingt das nicht die Kostbarkeit meines Lebens? Kann ich nicht aus der Liebe zu mir in Frieden und in der Mitte alles erschaffen und alles kreieren, was für mich und andere notwendig ist?» Das Hineinfühlen in uns selbst gibt uns alle Informationen über unseren Zustand, die wir benötigen, um Handlungsbedarf an uns selbst zu erfassen. (Abb. 31)

Sich selbst Beobachten, in sich selbst Hineinhören, in sich selbst Hineinfühlen sind notwendige Haltungen, wenn wir innere Reisen in unserem Sein durchführen. «Wie fühlen sich meine inneren Organe an? Wie ist ihr energetischer Zustand? Brauchen sie erhöhte Aufmerksamkeit? Wie ist ihr Energiefluss?

Sind Blockaden vorhanden? Gibt es Themen und Muster, gibt es Emotionen, die sich in diesen Organen speichern? Gibt es alte Erinnerungen?» Genau das sind Informationen, die in Verbindung mit moderner Schulmedizin so wichtig sind. Hier zeigt sich ganzheitliche Betrachtung. Manchmal tun wir so, als ob unser Körper uns gar nichts angehen würde, als ob er, wie schon gesagt, eine Maschine wäre, die nur dafür da ist, dass er uns durch das Leben begleitet. Denken wir daran, dass unser Körper in Verbindung mit unserem Geist ein wahres Wunderwerk an Bewusstheit ist, ein Wunderwerk an Schaltkreisen, die einander auf unendlich subtile Weise informieren und beeinflussen, ein Wunderwerk an Kommunikation in sich selbst. Dabei stellt sich die Frage: «Warum kommunizieren wir nicht öfter mit unserem Körper? Bewusst – völlig natürlich.» *Warum fragen wir uns nicht*: «Was soll ich lernen aus dem Schmerz, den ich an einer bestimmten Körperstelle empfinde? Ist es denn so abwegig, dass wir diesen inneren Kontakt pflegen? Dass wir die Aufmerksamkeit und die Achtsamkeit auf uns richten, in Liebe und Freude uns selbst in unserem Wohlergehen unterstützen und dies nicht bei einem geringsten Symptom Medikamenten, Maschinen oder anderen Menschen überlassen? Ist es nicht in unserer Eigenverantwortung, uns auch selbst um unser Wohlergehen zu kümmern, immer wieder den Zustand unseres Seins wahrzunehmen, zu beobachten, hineinzuhören und hineinzuspüren?» Das ist eine Ressource unseres Seins. So signalisieren wir unserem Sein: «*Ich bin interessiert an mir. Ich schenke mir Aufmerksamkeit. Ich benütze meine Fähigkeiten um meiner Entwicklung zu dienen. Ich kreiere die Entfaltung meines Bewusstseins. Ich bin bereit an meine Fähigkeiten zu glauben, sie anzuerkennen und das, was ich mir an mir selbst vorstellen kann, auch zu verwirklichen.*»

Die subtile Erhebung unseres eigenen gefühlsmäßigen Zustandes erlaubt erst die Möglichkeit der Änderung. Hier gilt es auch in Leichtigkeit und Freude Wahrnehmungsmöglichkeiten in uns zu kultivieren, unsere ganze Aufmerksamkeit in Leichtigkeit darauf hinzulenken, und die Informationen aus uns selbst zu erhalten, die zeitgerechte Änderungen ermöglichen: Änderungen von Blockaden, Belastung, Erwartungshaltung, Widerstand und Trennung, bevor schmerzhafte Erfahrungen in unser Leben eintreten. Das ist ein Aspekt, den viele von uns verloren zu haben scheinen. Das Fühlen ist verloren gegangen, das absichtsvolle Hineinfühlen, das Spüren – und das Handeln gemäß diesem Fühlen. Ja, das Fühlen eines Schmerzes, das ist uns geblieben. Darüber klagen wir und sagen: «*Das tut mir weh. Das ist ungerecht, dass ich gerade leiden muss. Daran sind andere «schuld». Gott hat mir dies angetan.*» Wir beginnen zu projizieren anstatt uns zu sagen: «*Ich fühle es. Es ist meines. Es mag getriggert sein durch andere, durch Lebensumstände, aber ich fühle es, und ich will meinen Schmerzen oder auch meiner Freude auf den Grund gehen.*»

EMOTIONEN ALS INNERE BOTSCHAFT

Eine dritte Ebene von Informationen sind Emotionen, also Reaktionen, die auf äußere Anlässe, aufgrund eines Triggers in uns entstehen, und sich oft mit enormer Energiefreisetzung entladen. Emotionen können selbstzerstörerisch sein, können auch unser und das Leben anderer sehr beeinträchtigen. Ärger, der nicht geheilt wird, hat etwas Verzehrendes. Wut, von der wir uns nicht befreien, dominiert das Sein. Sorge, aus der man sich nicht befreit, nagt kontinuierlich an uns. Trauer, die nicht bearbeitet wird, raubt uns die Lebensfreude. Und wir können uns fragen:

«Was ist ihr Sinn?» und die Antwort könnte sein «*Emotionen wollen uns etwas zeigen. Sie sind Botschaften aus unserem Inneren, sie wollen uns auf Abspeicherungen und Traumen hinweisen und sind Auftrag und Ansporn zur Heilung.*»

> ► Die Emotion anerkennen, da sein lassen und ehrlich beschreiben.
> ► Bewusst sein, dass die Verantwortung für jede Emotion beim Betroffenen selbst liegt.
> ► Keine Projektion auf andere legen, die an der Entstehung der Emotion beteiligt sind.
> ► Durch die Emotion Erkennung der Ursachen und Betrachtung und Analyse derselben anstreben.
> ► Erkennung des Verhaltensmusters.
> ► Lieben und Loslassen aus dem eigenen Innersten.
>
> **Jede Emotion ist eine Botschaft.**

Abbildung 32: **Heilender Umgang mit der Emotion**

Auch in diesem Bereich ist die Selbstbeobachtung der einzige Schlüssel, sich aus der Enge und dem Gefangensein durch eine Emotion zu lösen. Emotionen werden zwar durch Erlebnisse und Ereignisse, durch andere Menschen, oder durch uns selbst ausgelöst, jedoch liegt die Ursache für eine Emotion, wie bei Gedanken und Gefühlen, wie bei Reaktionen unseres Körpers, immer in uns selbst. Oft sind die Emotionen zutiefst verborgen und harren ihrer Heilung.

Die Emotion wird auf Basis einer in uns vorhandenen Resonanz auf einen äußeren Trigger hin ausgelöst. Ein Ereignis in unserem Leben erinnert uns energetisch an eine Wunde, an eine Verletzung, an eine nicht gelöste Enttäuschung, an ungeheilte Erlebnisse voll Schmerz und Trauer, oder aber an wunderbare Erfahrungen, die wir einmal gemacht haben, die in uns abgespeichert sind, sodass sie uns vor Schmerz oder vor Freude und Glück in Tränen ausbrechen lassen. Die auslösende Ursache, der persönliche Trigger ist nur der Vermittler, der uns in die Erinnerung führt, nicht jedoch die wahre Ursache der Emotion. Wir sind also von der Emotion so getrieben, dass wir oft glauben, wir sind die Emotion. Tatsächlich ist sie oft eine sehr schmerzhafte Illusion, eine energetische Erinnerung deren Ursache in der Vergangenheit liegt. Wie oft reagieren wir gereizt oder abweisend, genervt oder gekränkt, fühlen uns gedemütigt und beleidigt von dem Trigger, und nehmen nicht wahr, dass dieser für uns eine wichtige Rolle spielt, oft aus Liebe oder im Rahmen eines Seelenvertrages, ohne dass uns dies bewusst ist.

Es ist hier nicht gemeint, dass dem Trigger im Rahmen seiner oder ihrer Spiegelfunktion alles erlaubt ist, und er/sie keine Verantwortung für das, was er tut zu übernehmen braucht. Nein, dies ist nicht so. Was wir im Rahmen unserer Spiegelfunktion tun, bleibt in unserem Verantwortungsbereich. Damit müssen wir uns selbst auseinandersetzen. Dies fällt in unseren Zuständigkeitsbereich, denn die Spiegelfunktion hat immer Informationen für beide. So wie Khalil Gibran gesagt hat «Opfer und Täter sind Brüder», so sind der Spiegel und der dem gespiegelt wird, in mancher Art Geschwister, die diese Aufgabe wohl im Rahmen von Seelenübereinkommen füreinander übernommen haben. So gilt es auch hier zu beobachten, wahrzunehmen und die Wahrnehmung anzunehmen, und zu bestätigen: «*Ja ich bin zornig. Ich bin eifersüchtig. Ich bin enttäuscht. Ich fühle mich gedemütigt. Ich fühle mich durch das, was Du tust, zutiefst gekränkt.*» Wenn wir so weit kommen, dass wir, wenn uns die Emotion wieder verlassen hat, den anderen wieder ansehen können, und sagen: «*Ich danke Dir. Lass uns gemeinsam ansehen, was meine Emotion für Dich als Spiegel, und für mich, der ich unter dieser Emotion leide, bedeutet.*» Nehmen wir einander doch bei der Hand und halten wir einander die Energie der Wertschätzung und der Klarheit, damit wir die Botschaft verstehen und fühlen. Können wir unsere Emotion einmal annehmen, können wir sie als etwas akzeptieren, wovon wir uns auch wieder befreien können, ist uns der Zusammenhang zwischen Trigger und innerer Ursache einmal bekannt, dann haben wir bereits einen wichtigen Schritt gemacht. Sehen wir dann auch einmal hin auf die auslösende Erfahrung, auf das Erlebnis, rekapitulieren wir genau wie diese Emotion entstanden ist, dann werden wir erkennen: Es ist immer das gleiche Wort, es ist immer die gleiche Energie, es ist immer ein identer Umstand, der etwas in uns bewirkt, was wir nicht mehr ertragen können, was uns forttträgt, was uns zutiefst bewegt, wogegen wir uns im Augenblick fast gar nicht wehren können und was die Emotion auslöst. So fragen wir uns doch: «**Was macht mich wütend? Warum lasse ich das Gefühl des Beleidigtwerdens zu? Was geht in mir vor.** Woran erinnert mich der Schmerz der Enttäuschung? **Woher kommt meine Angst, die mich oft so unvorhergesehen trifft? Warum lasse ich mich noch immer kränken?**»

Wenn wir einmal mit unserer inneren Arbeit so weit gekommen sind, um die zugrunde liegende Ursache aufzudecken, so gilt es mit sich selbst in die Stille zu gehen, oder Hilfe von außen anzunehmen. Es gilt in die eigene Erinnerung zu gehen, und das aufzuspüren, was in uns auf den Trigger in Resonanz geht. Wenn wir dann nur mehr auf unser Inneres fokussiert und damit völlig verbunden sind, in der Intention die Ursache für unsere Emotion zu erfahren, dann kommen Bilder, dann kommen alte Erfahrungen hoch, kommen Botschaften in Form von Gedanken oder Gefühlen aus unserem Inneren, dann gibt das Unterbewusst-

👉 Unterstützen Sie uns bitte bei der Optimierung der Qualität unserer Bücher! 👈

Bitte bewerten Sie nach dem Schulnotensystem (1 = sehr gut, 5 = nicht genügend).
Wenn Sie die Karte ausgefüllt an uns zurücksenden, nehmen Sie an unserer alljährlichen
Weihnachts-Bücher-Verlosung teil – Vielen Dank für Ihre Mithilfe!

1. Ich habe diese Karte folgendem Buch entnommen (Autor, Titel):

   ....

2. Wie finden Sie das Buch inhaltlich?   ① ② ③ ④ ⑤

3. Wie gefällt Ihnen das Layout, die Aufmachung? ① ② ③ ④ ⑤

4. Wie finden Sie das Preis-Leistungs-Verhältnis? ① ② ③ ④ ⑤

5. Ihr persönlicher Kommentar dazu - Wünsche, Anregungen, auch Beschwerden …

   ....

   ....

   ....

Bitte senden Sie mir gratis und unverbindlich:

☐ BACOPA Versandkatalog
☐ BACOPA Verlagsverzeichnis
☐ BACOPA Bildungszentrum/Seminare
☐ BACOPA e-mail-Newsletter

In Blockbuchstaben bitte: Vorname ....

Familienname ....

Adresse ....

PLZ/Ort ....

....

Land ....

E-Mail ....

....

Datum, Unterschrift ....

BACOPA HANDELS- & KULTURGES.M.B.H., 4521 Schiedlberg/Austria, Telefon 07251-22235, Fax DW-16, e-mail: verlag@bacopa.at

An den
BACOPA Verlag
Waidern 42
4521 Schiedlberg
Österreich

Bitte
frankieren

sein lange Gehütetes und Verborgenes frei. Dann erst können wir Zusammenhänge erfassen. Wir nehmen die Ähnlichkeit der Energie des Triggers mit der zugrunde liegenden Ursache wahr, und dann geht uns ein Licht auf. Plötzlich wird die Situation, in der wir uns befanden, erhellt, und völlige Klarheit umfängt uns. Dann gilt es noch die auslösende Ursache zu heilen.

SPIEGELFUNKTION

Dieses Wort ist wiederholt gefallen und will an dieser Stelle besprochen werden. Die Spiegelfunktion entspricht eigentlich einem energetischen Spiegel. Das heißt, es zeigt uns dieser Spiegel unabhängig davon, ob es sich um einen Menschen oder um eine Situation handelt, das eigene Selbst, so wie es tatsächlich ist, nicht so wie wir uns gerne hätten, nicht das, wonach wir uns sehnen, sondern das, was es ist. Nehmen wir einmal an, wir fühlen uns klein und unbedeutend, haben wenig oder gar kein Selbstvertrauen und trauen uns in unserem Leben gar nichts zu. Dies ist die Energie, die wir ausstrahlen. Nehmen wir einmal an, unsere Partnerin oder unsere Mutter hat die Funktion übernommen, uns dieses zu spiegeln, dann hat sie sich auch bereit erklärt, genau in diese Wunde zu stoßen, und uns als unbedeutend, klein, versagend, zu behandeln. Diese Spiegelfunktion wird durch den Spiegel durch sogenannte Spiegelneurone im Gehirn wahrgenommen und ausgeführt. Wir leiden nun solange unter dem Spiegel, bis wir verstehen, dass der andere uns eigentlich nur unser eigenes Abbild zeichnet. Wir reagieren anfänglich auf diesen Spiegel mit Trauer, Enttäuschung, tiefem Schmerz oder mit Wut, und meinen oft: «*Jetzt sieht der andere schon, wie schlecht es mir geht, und behandelt mich nun noch dazu so schlecht.*» Ja: Vielleicht hätte der Spiegel ein wenig freundlicher oder ein wenig zurückhaltender agieren können, die Frage ist nur: «Würde dies etwas ändern? Führt nicht erst der Schmerz, die Trauer oder die Enttäuschung dazu, dass wir uns nachhaltig ändern? Sollten wir, wenn wir aus der emotionalen Reaktion aus dieser Spiegelfunktion herausgetreten sind, dem anderen nicht dankbar sein? Kann ich die Spiegelung meines eigenen Selbst ertragen? Glaube ich an die Sinnhaftigkeit und die Wirksamkeit des Spiegelvorganges? Erlaube ich mir einen klaren Blick für das, was ich erlebe? Kann ich die aufkommende Emotion durch mich fließen lassen, mich dabei entspannen, um hinter meine eigene Kulisse zu blicken?».

Eine zweite Art von Spiegelfunktion ist die eigene Reaktion auf das Verhalten eines anderen Menschen. Wenn mich etwas am Verhalten eines anderen stört, aufregt oder in Wut bringt, dann zeigt das, dass ich mich selbst bestimmten Aspekten gegenüber in Resonanz befinde, und dass ich das, was mich an dem anderen stört, selbst in mir besitze, sonst würde ich ruhig bleiben und keine Resonanz zeigen. Das, was ich an anderen kritisiere, bekämpfe oder anders will, bekämpfe oder unterdrücke ich in Wahrheit in mir selbst. Fühle ich mich ungerechter Weise kritisiert oder bekämpft, oder erfahre ich gefühlsmäßige Bekämpfung, so bedeutet dies, dass dies ein wunder Punkt in mir ist, der Heilung erwartet. Werde ich kritisiert oder attackiert, und es berührt mich nicht, so hat dies nichts mehr mit mir zu tun. Ich habe keine Resonanz, und bin diesem Aspekt gegenüber immun.

Und noch ein dritter Punkt: Alles, was mir an anderen besonders gut gefällt, was ich an ihnen liebe und bewundere, sind Eigenschaften, die ich an mir selbst oft nicht erkenne – bewusst oder unbewusst. Ich erkenne mich in anderen wieder, und sie zeigen mir meinen von mir selbst empfundenen Mangel. Das Erkennen der Spiegelfunktion an sich selbst, an anderen und auch an Lebensumständen erlaubt uns bei entsprechender Analyse, bei intuitiver Erfassung oder bei kritischer Auseinandersetzung, eine ganz wesentliche Information über das eigene Sein. Zusammengefasst ist es heilsam, die eigene Reaktion auf das, was wir erleben, zu beobachten, und die Reaktion, die in Gedanken, in Emotionen, oder in unserem Körper entsteht. Daraus wollen wir die entsprechenden Schlüsse ziehen.

DIE BEOBACHTUNG DER SEELE

Der vierte Aspekt in uns, der schon mehrmals zur Sprache kam, der uns so nahe ist und manchmal von uns als so fern empfunden wird, ist unsere Seele. Im Rahmen der Selbstbeobachtung, des in uns Hineinspürens, der innigen Kommunikation mit uns selbst, stoßen wir auf etwas, was wir nicht endgültig fassen können, was wir auch innere Stimme hören können, oder als unser Gewissen wahrnehmen, was manche auch als Höheres Selbst bezeichnen, und manche eben als: die Seele. Erneut sollte uns in diesem Zusammenhang klar werden, dass wir ganzheitlich, also eine Einheit sind. Wir bestehen nicht separat aus Körper, Geist, Gefühlen und Seele, sondern all dies gehört untrennbar zusammen und ist eines. Wenn wir uns nun mit bestimmten Aspekten isoliert auseinandersetzen, so deshalb, weil damit leichtere Verständlichkeit erreicht wird, und wir uns nicht immer mit der enormen Komplexität des Gesamtsystems auseinandersetzen können. Unser System ist so sehr multidimensional, dass wir oft keine beschreibenden Worte finden können. Deshalb gliedern wir auf, um leichter beschreiben und analysieren zu können. Wir können uns natürlich in unser Gesamtsystem einfühlen, dann fehlen uns jedoch oft die Worte zum Beschreiben, was wir dabei erleben. Treten wir bewusst mit unserer Seele in Kontakt, oder meldet sie sich manchmal überraschend, manchmal auch erwartet, so sind dies heilige Augenblicke: In Form der inneren Stimme, in Form eines inneren Fühlens, auch in Form eines Bildes, macht sie sich bemerkbar, in Form einer tiefen Erkenntnis, eines neuen Ansatzes zu leben, einer überzeugenden Bestimmtheit etwas zu tun oder zu lassen, wenn wir bewusst um Kommunikation bitten. Die Seele ist ja immer vorhanden, sie ist als spiritueller Energiekörper Teil unseres Seins. Der bewusste Zugang zur Seele gelingt unter anderem durch Selbstachtung und Wertschätzung des eigenen Selbst, durch Dankbarkeit und Liebe zu uns. Die Seele begleitet uns über alle Inkarnationen, sie bringt das in unser neues Leben herein, was wir an Fähigkeiten und Talenten mitbekommen sollen, aber auch das, von dem wir uns vorgenommen haben, es an uns zu bearbeiten und zu heilen. Die Seele hat Zugang zur Allweisheit, sie ist Teil der Gesamtseele Menschengeschlecht und ist individueller Teil in jedem von uns seit Beginn der individuellen Schöpfung. In der Kommunikation mit unserer Seele erhalten wir Zugang zu den wesentlichen Fragen unseres Lebens: «*Welches sind meine Lebensaufgaben? Welche planetare Aufgabe besitze ich? Wie kann ich den göttlichen Willen in mir erfüllen?*» Da die Seele Verbindung zur Allweisheit besitzt, zu allen Abspeicherungen, können wir durch die Verbindung mit ihr, das, was uns zusteht, das, was unserer Entwicklung entspricht, das, wozu wir uns öffnen wollen, können und dürfen, mitgeteilt bekommen und so erfahren.

So haben wir den Körper, der unter dem Einfluss der Seele steht, so wie Materie unter dem Einfluss von Energie. Seit

Jahrtausenden ist bekannt, dass es der Geist ist, der den Körper schafft. Auch auf Schiller geht ein solches Zitat zurück. Das heute so oft gebrauchte Schlagwort ‹Epigenetik› ist das, was zuvor gemeint war, nämlich dass nicht die Anwesenheit, die physische Präsenz eines Gens allein Ausschlag gibt für Funktionserhalt oder Funktionsverlust, sondern dass Gene durch energetische Einwirkungen – durch die Seele, die wiederum Gedanken, Gefühle, Emotionen codiert – beeinflusst werden können. All das ist Energie, wie schon mehrmals aufgezeigt. Dies ist eine große Chance für jeden von uns. Diese Chance ist uns von unserer Schöpfung in die Hände gelegt worden, dass wir nicht abhängig von unserer genetischen Komposition sind, sondern dass der genetische Apparat modulierbar, beeinflussbar, vielleicht sogar steuerbar ist. Zumindest sind diese Aspekte überlegenswert. Noch sind uns die genauen Regulationsmechanismen wissenschaftlich bewiesen, nicht wirklich bekannt und dennoch merken viele, die sich ihrer inneren Arbeit hingeben, bemerkenswerte Veränderungen an sich.

Die Beantwortung der Frage: «**Wie kann ich Verbindung zu meiner Seele aufnehmen?**» geschieht nicht zum Selbstzweck, sondern diese Frage wird deshalb gestellt, um Aspekte zu erkennen und zu definieren, wie wir unser Leben gestalten sollen, wollen oder müssen, um in Lebensfreude und Glückseligkeit zu gelangen und Heilung zu erzielen. Die Seele ist unser heiliger Ort. Sie spricht die Sprache der Weisheit, sie hat einen unendlich starken Impuls zu inkarnieren, und das individuelle Geschick, und dadurch das des Planeten und des Universums zu beeinflussen. Ja, dies ist ein großes Wort, das uns erschauern lässt. Bedenken wir jedoch, dass wir Anteil an der Weltseele sind, Teil eines unendlich großen Ganzen. Und so sollte uns dies nicht zum Schauern, sondern vor Freude in die Glückseligkeit führen.

Meditation 11 — Seele

Wir atmen tief und ruhig und nehmen uns selbst in die Arme. Wiegen wir uns in Gedanken, drehen wir uns ein wenig, bewegen wir uns und fühlen uns mit uns selbst wohl. Bedanken wir uns bei uns selbst, dass wir so sind, wie wir sind. Ehren wir uns dafür, dass wir uns auf den Weg gemacht haben, dass wir in unsere Lebensfreude kommen wollen, in unser Wohlfühlen. Gehen wir einmal in Einklang mit unserer Seele. Rufen wir die Seele in unser Bewusstsein, und sagen wir: «*Komm, sei mit mir! Sei bewusst mit mir! Lass mich Dich fühlen! Lass mich spüren, wie Du bist, in Deiner Zartheit, Deiner Weisheit, in Deiner Makellosigkeit.*»

Spüren wir, wie die Seele den ganzen Energiekörper einnimmt. Urvertrauen. Das ist ein Zustand, in dem Heilung wunderbar gelingen kann. In diesem Gefühl mit der Wunderbarkeit unserer Seele verbunden zu sein, lassen wir etwas hochkommen, wovon wir uns lösen wollen, wovon wir uns heilen wollen. Ein Gedankenmuster, eine emotionale Reaktion. Wünschen wir nun bewusst die Anwesenheit unserer Seele. Tun wir das selbst mit unserer Affirmation: «*Mit Hilfe meiner Seele schaffe ich etwas in mir neu. Ich programmiere mich um.*»

Und jetzt bedanken wir uns bei unserer Seele, dass sie so präsent ist, und richten wir unsere Aufmerksamkeit von unserer Seele weg. Gehen wir einen Augenblick in das Gefühl oder die Emotion des Zweifels. Fühlen wir in uns hinein, wie sich das anspürt. Denken wir an eine Situation, in der wir gezweifelt haben oder an der wir zweifeln oder verzweifeln, und nehmen diese Energie wahr und die uns zur Verfügung stehende Energie zur Heilung.

Dann lassen wir den Zweifel gehen, und gehen wir ins Vertrauen. Beobachten wir gut, was geschieht. Holen wir alles Vertrauen, das wir zu uns haben, und lassen wir unsere Seele wieder ins Bewusstsein aufsteigen. Und dann lassen wir die Angst kommen. Stellen wir uns eine Situation vor, in der wir real Angst fühlen, als würden wir gerade etwas erleben, das uns ängstigt. Dann holen wir wieder das Zutrauen zu uns, das Vertrauen in unsere Seele. Lassen wir uns ganz erfassen von diesem Gefühl: «*Ich habe Vertrauen, ich habe Vertrauen in mich, Vertrauen in meine Seele, meine Stärke, in meinen Mut, in meinen Willen zur Änderung, in meine Heilung. Ich habe Vertrauen, dass daraus Glückseligkeit entsteht.*» Lächeln wir uns zu! Lassen wir diese Energie der Glückseligkeit in uns kreisen. Tanzen wir mit unserer Seele einen Tanz. Umarmen wir uns bewusst, und sagen wir: «*Ich komme wieder, ich hole Dich wieder, mein guter Begleiter. Ich liebe Dich, meine Seele.*» So sei es.

Meditationsverzeichnis

Meditation 1 — Schaffung eines Raumes 25
Meditation 2 — Segen 33
Meditation 3 — Innere Schönheit 40
Meditation 4 — Energie, Lebenskraft in den Chakren...........46
Meditation 5 — Fassaden, Masken, alte Verträge und Schwüre...63
Meditation 6 — Abhängigkeit und Sucht 73
Meditation 7 — Kundalini...................................77
Meditation 8 — Synchronisation 105
Meditation 9 — Höheres Selbst 138
Meditation 10 —
   Spüren, wo Energien im Körper festgehalten werden 156
Meditation 11 — Seele.....................................198

Abbildungsverzeichnis

Abb. 1: Innere Reaktionen auf Möglichkeiten:
Das Leben bietet sie uns an, wir bieten sie uns selbst an 16

Abb. 2: Schaffung eines Raumes,
Verankerung energetischer Aspekte 24

Abb. 3: Glückseligkeit ist ein Ausdruck für das,
was durch Segen in uns entsteht 32

Abb. 4: Massenbewusstsein – eigene Entwicklung 36

Abb. 5: Konservieren der eigenen Energie (1) 44

Abb. 6: Konservieren der eigenen Energie (2) –
Erkenne das Wahre Selbst 53

Abb. 8: Erkennen wir energetische Blockaden an uns:
entstanden durch schmerzhafte Gefühle und Emotionen
aufgrund von Erfahrungen und Erlebnissen 67

Abb. 9: Neutralisieren von Widerstand und
Abwehr hilft Energie zu sparen 70

Abb. 10: Ich erlebe, was mir zusteht 97

Abb. 11: Die linke Gehirnhälfte – YANG –
der «männliche» Aspekt, eher nach «außen» gerichtet 102

Abb. 12: Die rechte Gehirnhälfte – YIN –
der «weibliche» Aspekt, eher auf das «Innen» bezogen 103

Abb. 13: Der Geist formt den Körper (vgl. Epigenetik) 116

Abb. 14: Schwingung: Die Frequenz der Schwingung vom
Körper und Geist im Vergleich zu den
Aggregatszuständen des Wassers 124

Abb. 15: Vererbung emotionaler Muster 129

Abb. 16: Gewalt als Ausdruck von Dominanz und Disharmonie 130
Abb. 17: Zugang zur genetischen Schablone 131
Abb. 18: Fragen an das Höhere Selbst zur Heilung 137
Abb. 19: Der Körper als Spiegel (1) 145
Abb. 20: Der Körper als Spiegel (2) 145
Abb. 21: Fragen und Antworten 1 –
Türen öffnen am Weg zum inneren Selbst 150
Abb. 22: Fragen und Antworten 2 –
Türen öffnen am Weg zum inneren Selbst 151
Abb. 23: Meisterschaft 1: Was wollen wir erreichen? 167
Abb. 24: Meisterschaft 2: Was wollen wir erreichen? 168
Abb. 25: Der Weg zur Gesundheit durch Selbsterkenntnis 170
Abb. 26: Die Gedanken als Botschaft 1......................177
Abb. 27: Die Gedanken als Botschaft 2......................177
Abb. 28: Mentale Grundhaltungen 180
Abb. 29: Polare Ausprägungen der Herzqualitäten 1 185
Abb. 30: Polare Ausprägungen der Herzqualitäten 2 186
Abb. 31: Messparameter –
Wo stehe ich in meiner Herzverbindung?
Fragen an mein Herz 187
Abb. 32: Heilender Umgang mit der Emotion 190

ÜBER DEN AUTOR

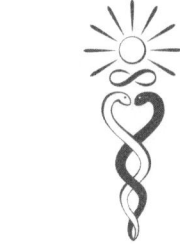

Univ. Prof. Dr. Raimund Jakesz
Medizin & Spiritualität

Univ. Prof. Dr. Raimund Jakesz ist Professor an der Medizinischen Universität Wien und Facharzt für Chirurgie. Im Lauf der Jahre spezialisierte er sich auf onkologische Chirurgie, und hier wieder besonders auf Patientinnen mit Brustkrebs.

Prof. Jakesz studierte an der Medizinischen Fakultät der Universität Wien, wo er 1973 promovierte. Anschließend erfolgte seine Ausbildung zum Facharzt für Chirurgie an der damaligen 1. Chirurgischen Universitätsklinik Wien. 1980 erhielt er seine Facharztanerkennung für Allgemeinchirurgie.

Während eines Forschungsaufenthalts am Nationalen Krebsinstitut in Bethesda/Maryland/USA (NCI) beschäftigte sich Prof. Jakesz experimentell mit der Hormonabhängigkeit von Brusttumoren. Diese Tätigkeit am NCI hat seinen weiteren wissenschaftlichen Werdegang sehr geprägt und maßgeblich zu seiner Habilitation beigetragen, die 1990 erfolgte.

Seine ausgedehnte chirurgische Tätigkeit, insbesondere bei Patienten mit onkologischen Erkrankungen, die wissenschaftlichen Aktivi-